宫颈癌
放化疗100问

GONGJINGAI
FANGHUALIAO 100 WEN

王捷 唐丽琴 邢燕 主编

U0254926

四川科学技术出版社

图书在版编目（CIP）数据

宫颈癌放化疗100问／王捷，唐丽琴，邢燕主编. —
成都：四川科学技术出版社，2023.4
ISBN 978-7-5727-0932-6

Ⅰ.①宫…　Ⅱ.①王…②唐…③邢…　Ⅲ.①子宫颈
疾病—癌—放射疗法—问题解答②子宫颈疾病—癌—药物
疗法—问题解答　Ⅳ.①R737.330.5-44

中国国家版本馆CIP数据核字（2023）第054245号

宫颈癌放化疗100问

GONGJINGAI FANGHUALIAO 100 WEN

王捷　唐丽琴　邢燕　主编

出 品 人	程佳月
责任编辑	杜　宇
助理编辑	王天芳
封面设计	夏　霞
责任出版	欧晓春
出版发行	四川科学技术出版社

　　　　　成都市锦江区三色路238号　邮政编码610023
　　　　　官方微博 http://weibo.com/sckjcbs
　　　　　官方微信公众号 sckjcbs
　　　　　传真 028-86361756

成品尺寸	130 mm×185 mm
印　　张	6.25
字　　数	125千
照　　排	成都木之雨文化传播有限公司
印　　刷	四川机投印务有限公司
版　　次	2023年4月第1版
印　　次	2023年4月第1次印刷
定　　价	24.00元

ISBN 978-7-5727-0932-6

邮　　购：成都市锦江区三色路238号新华之星A座25层　邮政编码：610023
电　　话：028-86361770

编写委员会名单

主　编　王　捷　唐丽琴　邢　燕

副主编　王　静　李彩霞　伍金花

　　　　　李　慧　冯丽娟　黄亚斯

　　　　　吴　丽

编　委　杜雪方　王　华　刘怡彤

　　　　　戚莉勤　王　黎　银忠拉姆

主编简介

▌王 捷 ▌

主任医师、教授、硕士生导师，西部放射治疗协会常务理事，《肿瘤预防与治疗》杂志编委、国家自然科学基金同行评议人、国家卫生部科研项目审评专家、中国抗癌协会大肠癌专业委员会放射治疗学组委员、国家肿瘤规范化诊治指南编写委员、乳腺癌专家组委员、中国生物物理学会辐射与环境专业委员会委员，以及广西医科大学、贵阳医学院、成都医学院教授。

▌唐丽琴 ▌

四川省肿瘤医院腹部放疗科护士长，西部放射治疗协会第一届放射肿瘤护理专业委员会委员，西部放射治疗协会第二届理事，成都高新医学会肿瘤护理专业委员会委员，成都市妇幼健康学会手术室护理专委会常委，在核心期刊发表论文10余篇，发表科普文章 10 余篇，参与编写科普图书《抗癌宝典》和《肺癌防治——你必须知道的那些事》，参与课题 4 项，授权实用新型专利 11 项。

▌邢 燕

副主任护师，西部放射治疗协会第一届放射肿瘤护理专业委员会委员，西部放射治疗协会第二届理事，从事宫颈癌放化疗护理 30 余年，在核心期刊发表论文 10 余篇，参与编写科普图书《抗癌宝典》和《肺癌防治——你必须知道的那些事》。

前　言

　　宫颈癌是威胁我国广大妇女健康最常见的恶性肿瘤之一，其死亡率位列女性癌症的第二位，我国每年妇女有 13 万多人被诊断为宫颈癌，而且近年来我国宫颈癌的发病呈年轻化的趋势，宫颈癌已成为威胁我国女性健康的严重疾病。

　　有关宫颈癌的预防、诊断、治疗、护理、康复等问题涉及越来越多的人群，普通大众、患者及家属希望得到相关的专业知识，来帮助降低癌症对健康的威胁，减轻癌症对身体的损害，减轻患者心理恐惧和焦虑，促进患者早日康复。很多治疗中的患者因为对许多专业知识不了解而对治疗前途充满迷茫、消极，甚至放弃治疗，希望通过本书能答疑解惑，消除她们的不安和迷茫，增强战胜疾病的信心和勇气。

　　本书编者都是四川省肿瘤医院腹部放疗科长期从事一线工作的医生、护士，他们将专业知识与实践中积累的丰富经验相结合，秉承科学、专业、严谨的原则，对本书的内容和文字反复推敲、修改、提炼，力求实用、通俗易懂，能够给予读者最实际的帮助和指导。在本书的编写过程中，编者都是在繁忙的工作之余，利用休息时间进行编写，充分表达了他们对患者最真诚和无私的关爱。

希望本书能带给宫颈癌患者及家属抗癌的力量，无畏前行！作为科普读物，本书的内容、语言等方面可能还存在着诸多需要提升的空间，如有不妥之处，敬请读者批评指正，多提宝贵意见。

本书编写委员会

目 录

二、宫颈癌的治疗

三、宫颈癌的护理

（一）手术护理

（二）放射治疗护理

四、宫颈癌的预防

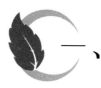

一、宫颈癌的诊断

1. **宫颈癌是如何发生发展的？**

宫颈癌是妇科最常见的恶性肿瘤之一，而宫颈癌的演变过程，并不是由正常的宫颈直接发展过来的，也不是几天几月就随随便便长出来的，而是一个逐渐演变的过程，就像一粒种子，要想发芽、生长、开花、结果也要经过一段时间的生长。宫颈癌主要经历 5 个阶段：宫颈的人乳头瘤病毒（HPV）高危型感染、不典型鳞状细胞增生、低级别上皮内瘤变、高级别上皮内瘤变、原位癌。这一过程少则 5 年，多则 10 年，一般就是从感染 HPV 开始，5 ~ 10 年才能发展成癌，有的甚至需要更长时间，因此，定期体检就显得尤为重要。

女性正常宫颈在高危型 HPV 病毒的持续感染下，慢慢产生宫颈上皮内瘤变，进一步发展为早期原位癌，如不及时发现处理，最后就发展成浸润性癌，累及周围阴道、膀胱、直肠甚至全身。虽然如此，但是根据它发生发展的规律，它也是有克星的，那就是宫颈癌疫苗和定期体检。所以女性朋友们也别害怕心慌，只要积极接种宫颈癌疫苗和定期做妇科检查、宫颈液基细胞检查、HPV 检测等，如发现宫颈有异常，及时处理，可降低宫颈癌的发病率。如已发生宫颈癌，需要积极进行手术治疗、放射治疗（简称放疗）及化学治疗（简称化疗）等科学、规范的治疗。

（伍金花）

2. 早期宫颈癌患者有什么症状？

早期宫颈癌的症状因人而异，有些患者常无明显症状和体征，宫颈光滑或难与宫颈柱状上皮异位区别，因此，患者因宫颈外观正常容易漏诊或误诊；也有些早期宫颈癌患者表现为同房后出血，即接触性出血，逐渐出现腹部疼痛、阴道分泌物增多、阴道分泌物恶臭、贫血等。

接触性出血：早期宫颈癌的女性，在性生活后常常发生阴道流血情况，到了宫颈癌后期，阴道不规则流血时常发生，这是宫颈癌的危险信号。

腹部疼痛：有些早期宫颈癌患者常出现下腹或

腰骶部不明原因的疼痛，尤其是到每次月经期，这种疼痛会加重，有的患者甚至会出现恶心等症状。

阴道分泌物增多：早期宫颈癌也常有白带增多症状，后期伴有白带气味、颜色的改变。如果进一步发展，会出现白带粥样化，或者血性白带的情况，同时白带有异味。

宫颈糜烂：早期宫颈癌患者通常会出现宫颈糜烂，尤其是宫颈糜烂长期不能治愈，或绝经后宫颈糜烂仍存在，这也是宫颈癌危险信号。

早期宫颈癌的症状是因人而异的，有的表现是不太明显的，需要患者日常多注意自身变化，每年进行体检，早期筛查，如若发现宫颈癌症状就应该引起警惕，及时就医，宫颈癌如果能在早期发现并接受治疗，治愈的概率还是很大的。

（伍金花）

3. 中晚期宫颈癌患者有什么症状？

中晚期宫颈癌表现为阴道不规则流血、流液及腹痛腰疼、下肢水肿、贫血、恶病质等，如侵犯周围输尿管、膀胱、直肠等则会引起一系列其他症状。

阴道不规则流血：几乎是所有宫颈癌患者的首要症状，主要表现为同房后阴道流血或者称为接触性阴道流血，尤其是绝经后的女性阴道流血更应引起注意，不要误以为是回经了，有些人还暗自高兴，又来月经了，以为"第二春"开始了呢。出血量因人而异。为什么宫颈癌会发生阴道流血呢？阴道流血其实是肿瘤血管破裂所致，尤其是菜花型肿瘤出现流血症状较早，如果经常发生同房后阴道流血不去医院处理，失血过多可导致严重的贫血症状。有些晚期患者可出现大出血导致休克，危及生命，多见于"大包块"肿瘤或侵蚀性生长的肿瘤。

阴道分泌物异常：这也是宫颈癌患者的主要症状。患者最初阴道分泌物可以是正常的，随着肿瘤的慢慢生长，肿瘤继发破溃、感染、坏死则分泌物量增多，阴道内厌氧菌生长，并带有恶臭味、腐臭味，如混有血液则有腥臭味。肿瘤向上生长蔓延累及子宫内膜时，分泌物被宫颈管癌组织阻塞，不能排出，就形成宫腔积液或宫腔积脓，患者可出现下腹不适、疼痛、腰痛及发热等症状。

疼痛：是所有晚期癌症患者的心魔，也是晚期宫颈癌的伴随症状。因为肿瘤长大直接侵犯或压迫周围神经而产生疼痛，晚期宫颈癌患者有的表现为坐骨神经痛，有的表现为一侧骶、髂部的持续性疼痛，如果转移到其他地方压迫神经则表现为相应的转移部位疼痛，如转移到腰椎则出现腰痛，转移到颈椎则出现颈部疼痛。

水肿：肿瘤长大压迫血管和淋巴管导致血管、淋巴管阻塞，回流受阻而出现下肢水肿和疼痛等症状，压迫血管产生的水肿和压迫淋巴管引起的水肿是不一样的，压迫血管引起的水肿是凹陷性水肿，指压成一个小坑，水肿严重可呈现皮肤饱胀发亮；压迫淋巴管引起的水肿指压凹陷不明显，皮肤呈橡皮样。

贫血：宫颈癌患者大多数是以接触性出血就诊，长期慢性失血，很多患者存在贫血状态。

肿瘤侵犯输尿管：肿瘤长大压迫输尿管，管腔变得狭窄、阻塞导致肾盂的尿不能顺利到达膀胱，产生肾盂积水，可表现为输尿管阻塞侧腰痛，甚至剧痛，如不及时解除阻塞，进一步发展可能引起肾功能衰竭。

肿瘤侵犯膀胱：出现尿频、尿急、尿痛、下坠感和血尿，常被误诊为泌尿系统感染而延误诊断。严重的可形成膀胱阴道瘘，尿液从阴道内流出。

肿瘤侵犯直肠：有下坠感、排便困难、大便不尽、里急后重、便血等症状，进一步发展可出现直肠阴道瘘，大便从阴道排出。

肿瘤远处转移：肿瘤转移的部位不同，出现的症状也不同，肿瘤还可以通过血管或淋巴系统扩散到远处器官而出现相应部位的转移灶及其相应症状，如转移到椎体表现为疼痛、病理性骨折；转移到大脑表现为头痛、头晕；转移到锁骨上表现为淋巴结肿大或包块等。

全身症状：晚期患者因肿瘤组织的代谢、坏死组织的吸收或合并感染而引起发热，由于长期慢性出血而出现贫血、面色苍白、消瘦、水肿、营养不良，甚至恶病质。

（伍金花）

宫颈癌的诊断标准是什么?

宫颈癌诊断的"金标准"是宫颈组织活检,但该诊断标准属于有创性操作。临床诊断宫颈癌的常见方法还有细胞学检查、阴道镜检查、组织学检查等,但这些方法均存在各自的不足和缺点,容易产生误诊、漏诊现象。随着各种检查仪器和技术的发展与成熟,临床诊断宫颈癌还可以借助腹部超声、阴道超声联合剪切波弹性成像、盆腔增强磁共振成像(MRI)和正电子发射断层显像—计算机断层扫描(PET-CT)等检查。

(伍金花)

5. **宫颈癌常见的病理类型有哪些?**

宫颈癌最常见的病理类型为鳞状细胞癌(简称鳞癌),约占宫颈癌的90%,其次是腺癌,占宫颈癌的5%左右,混合癌(腺鳞癌)及其他罕见癌不超过5%。

鳞癌：当癌细胞穿透上皮基底膜，侵犯间质深度大于 5 mm，称为鳞状上皮浸润癌。在间质内可出现条索状、树枝状、弥漫状或团块状癌巢。根据病理切片，癌细胞分化程度可以分为三级：①Ⅰ级：分化好；②Ⅱ级：中等分化；③Ⅲ级：未分化。

腺癌：腺癌来源于被覆宫颈管表面和宫颈管内腺体的柱状上皮。显微镜下可见到腺体结构，甚至腺腔内有乳头状突起。腺上皮增生为多层，细胞低矮，异型性明显，可见核分裂象。

腺鳞癌：如癌细胞充满腺腔，以致找不到原有腺体结构时，往往很难将腺癌与分化不良的鳞癌区别。如腺癌与鳞癌并存时称为宫颈腺鳞癌。腺鳞癌恶性程度高，转移早、预后差。

（伍金花）

6. 什么是宫颈原位癌？

宫颈原位癌，通常是指异常增生的鳞状上皮细胞，几乎或者是全部占据了上皮细胞，但是仍然没有突破宫颈的基底膜。

（伍金花）

 7. 什么是宫颈癌复发和转移?

宫颈癌复发是指宫颈癌经过根治性治疗，缓解一段时间以后达到了临床治愈阶段又发现了新的和原发肿瘤相同病理类型的肿瘤病灶，就称为宫颈癌的复发。分为：①术后复发，如手术6个月以后出现新发病灶；②放疗后复发，如患者没有手术，初始就是放疗，放疗治愈3个月以后出现了新发病灶。

宫颈癌的转移：所有癌细胞都有其特定的转移方式，有的是血行转移，有的是淋巴转移，有的是种植转移，有的是直接蔓延生长。宫颈癌最主要的转移方式就是直接蔓延和淋巴转移。直接蔓延是指癌组织局部浸润，向邻近的器官及组织进行扩散，常常向下累及阴道壁，宫颈癌很少向上发展浸及宫腔的；淋巴转移就是指癌细胞侵入淋巴管，形成瘤栓在淋巴管内进行转移。而在宫颈癌的晚期，还可以通过血行转移到脑、肺、肝或者其他骨骼处。

（伍金花）

8. 通过哪些检查可以确定宫颈癌的分期？

（1）全身及妇科检查：全身检查首先注意全身淋巴结情况，如腹股沟、锁骨上、腋窝等，看是否有淋巴结肿大、变硬、较固定不活动等；妇科检查时注意视诊和触诊，双合诊了解肿瘤的位置、大小、质地、活动度及有无宫旁浸润，三合诊了解直肠及直肠窝处情况，了解是否侵及直肠。

（2）活体组织检查：是一种有创性检查，取肿瘤组织做病理检查，取材部位一定是在宫颈管内的肿瘤。

（3）阴道细胞学检查：是最简便也比较容易操作的检查，它的准确率可高达90%。

（4）宫颈锥形切除术：一般用于早期病变的检查。

（5）阴道镜检查：受硬件条件限制，一般的医院可能做不了这种检查，大多数三甲及专科医院可以做，有助于提高诊断阳性率，一般也用于早期诊断。

（6）同位素检查：一般是做肾图和骨扫描，看是否有肾排泄功能异常和骨转移等晚期病变。

（7）CT、MRI 检查：作为影像学诊断的手段，主要用于鉴别肿瘤大小及其和周围组织器官的关系以及有无盆腔淋巴结转移。

（8）PET－CT 检查：作为影像学诊断的一种，主要用于转移性病灶、转移性淋巴结的诊断。

（伍金花）

9. 盆腔 MRI 检查有哪些注意事项？

盆腔 MRI 检查是宫颈癌诊断治疗的主要检查方式，检查前注意事项包括：

（1）安装有心脏起搏器患者不能做此项检查。

（2）安装有金属节育环的患者不能做此项检查。

（3）禁止穿有金属配件的衣服，体内不能有其他金属异物，如骨折患者体内起固定作用的钢板、螺钉等。

（4）盆腔内有其他金属异物等不能做此项检查。

（5）肾功能不全者不能进行 MRI 增强检查。

（6）危重病患者，如昏迷和烦躁不安以及听说能力丧失等，不能进行此项检查。

（7）做增强检查需注射造影剂，对造影剂过敏者禁止做 MRI 增强检查。

（8）根据医生需要必要时可带上已做过的其他检查材料，如 B 型超声（简称 B 超）、X 线、CT 的报告，对 MRI 检查提供其他的证据支持，让报告更准确。

（9）MRI 检查对饮食、药物没有特别要求，不需空腹；MRI 增强检查必须有家属陪同。

检查中注意事项包括：

（1）做 MRI 增强检查注射造影剂后，需严密观察有无过敏反应，如有不适，立即告知医务人员。

（2）检查时不要紧张，放松身体，听从检查人员的语音指示进行检查，检查时遇到紧急情况按手中的呼叫器，检查人员会马上停止检查，开门查看。

（3）检查的过程中会出现一定的噪声，如需要，可以在做之前带上耳塞或者用棉花塞上耳朵，减轻噪声。

检查后注意事项包括：

（1）检查后卧床休息或静坐，不剧烈活动。

（2）观察不良反应，如出现过敏反应等不适症状，及时告知医务人员积极处理。

（3）如果做了增强检查注射过造影剂，则需多饮水（＞2 000 mL），多解小便，多吃新鲜的水果和蔬菜，多吃一些有利于药物排出的食物，比如海带、绿茶等。

（杜雪方）

10. 为什么宫颈癌要做骨扫描检查？

骨扫描是骨显像的俗称，首先是给患者注射显影剂，然后再通过放射性核素检测骨组织的形态或代谢是否异常，是一种全身性骨骼的核医学影像检查。骨扫描检查的临床意义：

（1）通过骨骼对放射性药物的反应，如吸收异常增加或减退，看是否有骨骼的放射性药物异常浓聚或稀疏现象，早期发现并判断是否有骨转移。

（2）有助于判断肿瘤临床分期：肿瘤分期和治疗方式密切相关，如影随形，是选择放疗还是全身化疗，或是局部手术，都要根据肿瘤的分期，如已经有骨转移，就需要改变治疗方式。

（3）观察有无骨转移及骨转移程度。

（4）检查不明原因的骨痛。

（杜雪方）

11. 骨扫描检查有哪些注意事项？

骨扫描检查前注意事项：

（1）无须特殊准备；对饮食、药物没有特别要求，不需空腹，可以吃饭、喝水；但要排空膀胱，注意不要让尿液污染患者的衣物和身体。

（2）近期做过钡餐检查、PET－CT检查、^{131}I（碘）治疗需提前告知医护人员。

检查中注意事项：

（1）注射显影剂后不随便走动，不剧烈活动，应尽量独处，远离对射线敏感的孕妇、儿童等人群，不到人口稠密的地方。因为显影剂属于放射性药物，含有放射性核素，能放射出射线，具有辐射，对身体有损伤，尤其对胎儿、婴幼儿影响较大。

（2）注射显影剂后尽量多喝水（500 mL 左右），多小便，注意不要让尿液污染衣裤。

（3）扫描过程中，提前取下身上金属物品，以免影响检查，如有其他特殊情况，提前告知医务人员。

检查后注意事项：

（1）骨扫描完成后，因体内的放射性核素大约需要 48 小时才能完全代谢完，建议在此期间不做其他检查和治疗，或者先做其他检查再做骨扫描。

（2）检查后应尽量独处，48 小时内远离对射线敏感的孕妇、儿童等人群，尽量不乘坐公共交通工具，不到人口稠密的地方。

（3）检查结束后需要多饮水（＞2 000 mL），多吃新鲜的水果和蔬菜，多吃一些有利于放射物质排出的食物，比如海带、绿茶等。

（4）如出现皮疹、腹泻等过敏反应，及时告知医务人员，及时处理。

（杜雪方）

12. PET－CT 检查有哪些注意事项?

PET－CT 是目前最先进的一次显像可获得全身各方位的断层图像的技术。具有准确、特异、灵敏及定位精确等特点,可非常清晰、一目了然地了解全身整体状况,达到早期发现病灶和诊断疾病的目的。具有"现代医学高科技之冠"之称,是影像学检查中的"高富帅"。临床主要应用于肿瘤等重大疾病的早期发现和诊断。

检查前注意事项:

(1) 在检查开始前 6 小时禁食,禁止饮用含糖饮料和静脉输注葡萄糖溶液,可饮少量白开水,由一名家属陪同。

(2) 糖尿病患者遵医嘱服药,以免高血糖影响检查结果。

(3) 女性避开月经期,以免影响妇科显像。

(4) 化疗后的患者确保检查前 1 周没有使用过升白针,防止骨髓增生反应影响骨骼显像。

(5) 在注射放射性药物或者检查之前要保持安静,避免剧烈运动,最好卧床休息或静坐。

（6）检查前 1 天晚饭禁食高蛋白、低碳水化合物饮食。

（7）情绪不稳定、幽闭恐惧症或有其他精神症状者提前告知不宜做此项检查。

（8）整个检查流程需 2～4 小时，要合理安排其他检查。

（9）金属会影响图像质量，需要提前取下身上金属材质的金银首饰、玉手镯、钻石饰品等，避免影响检查。

检查中注意事项：

（1）注射显像剂，因其具有辐射，对身体有损伤，注射后不要随便走动，避免情绪的起伏，注意休息，可以喝少量白开水；远离对射线敏感的孕妇、儿童等人群，尽量少到人多的地方。

（2）扫描过程中放轻松，听从医生安排，不要移动身体，以免影响检查结果。

检查后注意事项：

（1）检查结束后要多饮水（＞2 000 mL），多排尿，多吃新鲜的水果和蔬菜，多吃一些有利于放射物质排出的食物，比如海带、绿茶等。

（2）检查后 24 小时内远离对射线敏感的孕妇、儿童等人群，不乘坐公共交通工具，尽量少到人多的地方。

（3）检查后当天最好不乘坐飞机和动车，因注入体内检查的同位素药液可能对安检系统产生干扰。

（杜雪方）

参考文献：

［1］王楠，马蓉，吴建中，等. 宫颈癌的发病机制、诊断及治疗进展［J］. 中国肿瘤外科杂志，2013.

［2］马丁，沈铿，崔恒. 常见妇科恶性肿瘤诊治指南［M］. 北京：人民卫生出版社，2016.

［3］朱一平，郭道宁，王亮，等. 腹部超声、阴道超声联合剪切波弹性成像诊断宫颈癌的价值［J］. 中国临床医学影像杂志，2021，32（7）：517－520.

［4］殷蔚伯，余子豪，徐国镇，等. 肿瘤放射治疗学［M］. 北京：中国协和医科大学出版社，2013.

［5］中国抗癌协会妇科肿瘤专业委员会. 子宫颈癌诊断与治疗指南（2021 年版）［J］. 中国癌症杂志，2021，31（6）：474－489.

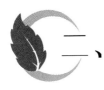二、宫颈癌的治疗

13. 得了宫颈癌就没治了吗？

宫颈癌是常见的妇科恶性肿瘤，虽然是严重威胁广大妇女健康的恶性肿瘤，但是并不是得了宫颈癌就没治了，早期宫颈癌以手术为主，晚期及复发性宫颈癌以放化疗为主，随着医学科学的发展和进步，目前靶向治疗、介入治疗、免疫治疗及其联合治疗都可用于复发或转移性宫颈癌的全身系统性治疗。

(李慧)

14. 宫颈癌可以保守治疗吗？

宫颈癌一般是不建议保守治疗的，早期患者（ⅠA，ⅠB1，ⅠB2，ⅡA1）可以通过手术来治疗，术后根据病理检查结果，再决定是否放化疗。分期较晚的患者可以根据具体的病情选择根治性放化疗或姑息性治疗。宫颈癌如及时、早期治疗绝大多数预后良好，所以应做好宫颈癌早期筛查和定期体检，及时发现癌前病变，及时处理。一旦确诊宫颈癌，建议在专业医生指导下进行系统、规范的治疗。

（李慧）

15. 宫颈癌常用治疗方法有哪些？

宫颈癌的治疗方法主要有手术治疗、放疗和化疗，靶向治疗和免疫治疗也广泛应用于与手术、放化疗配合的综合治疗和晚期复发性宫颈癌的治疗。目前靶向治疗、介入治疗、免疫治疗及其联合治疗可用于复发或转移性宫颈癌的全身系统性治疗。宫颈癌综合治疗不是几种方法的盲目叠加，而是有计划、分步骤地实施，治疗中根据手术结果和放疗后肿瘤消退情况予以调整，原则上，早期宫颈癌以手术治疗为主；中晚期宫颈癌以放疗为主，化疗为辅。放疗适用于各期宫颈癌，外照射可采用前后对穿野、盆腔四野、三维适形、调强放疗。适形放疗和调强放疗已广泛应用于临床，由于宫颈癌腔内后装放疗的剂量学特点，具有不可替代性。

（李慧）

16. 哪些宫颈癌患者适合手术治疗？

宫颈癌手术治疗相对适应证主要是早期患者：
ⅠA 期、ⅠB1 期、ⅠB2 期、ⅡA1 期。对于尚未绝
经的患者（特别是年龄小于 40 岁者），放疗有可能
引起盆腔纤维化和阴道萎缩狭窄，故早期宫颈癌、
无手术禁忌证者，可选择手术治疗，但是，术后一
定要根据手术所见、病理报告等资料，由专业医生
评估是否需要术后放化疗。

（李慧）

17. 哪些宫颈癌患者适合放化疗？

各期宫颈癌都适合放疗，包括各种病理学类型，
患有内科疾病不能耐受手术的 CIN Ⅲ可以选择单纯
腔内放疗。但对于年轻的早期宫颈癌患者，考虑到
对卵巢功能的保护，主要采用手术治疗或卵巢移位
以后的盆腔放疗。对于中晚期宫颈癌，化疗以顺铂
为基础的联合化疗或单用顺铂化疗为主。目前主要

适用于同步放化疗、新辅助化疗和姑息性化疗。同步放化疗一般采用顺铂单药，不能耐受顺铂者可采用卡铂或可选择的含铂联合化疗。新辅助化疗主要用于 I B3 或 II A2 期，即肿瘤直径≥4.0 cm 的局部晚期宫颈癌术前化疗，一般 2~3 个疗程。新辅助化疗可以提高局部控制率和手术切净率，但不能改善宫颈癌的预后，且术后病理学高危因素易被掩盖，原则上不推荐使用。晚期及复发性宫颈癌初始化疗首选含铂类药物联合化疗＋贝伐珠单抗的联合方案，如顺铂/卡铂＋紫杉醇/紫杉醇酯质体＋贝伐珠单抗，也可选择顺铂＋紫杉醇/紫杉醇酯质体、拓扑替康＋紫杉醇/紫杉醇酯质体等联合化疗方案。治疗方案及时机的选择因人而异，主管医生会根据患者肿瘤分期、病情进展情况、有无合并疾病等进行综合评估后制订个体化的放化疗方案。

（李慧）

18. 哪些宫颈癌患者术后还需要放化疗?

术后是否需要放化疗是专业医生团队根据患者术后是否有复发高危因素来决定的,有局部复发及远处转移率高的因素提倡术后再行放化疗。

宫颈癌术后主要根据术后病理情况决定是否需要放化疗,对于ⅠB3、ⅡA2～ⅣA期的宫颈癌患者采用腹主动脉旁淋巴结切除±盆腔淋巴结切除的手术分期,建议分期术后行影像学检查明确淋巴结是否充分切除,具体照射范围需根据临床和影像学表现决定:①手术分期病理学检查提示淋巴结阴性,采用盆腔全量放化疗＋腔内后装放疗。②手术分期病理学检查提示盆腔淋巴结阳性,腹主动脉旁淋巴结阴性(ⅢC1p期)选择盆腔全量放疗＋腔内后装放疗＋含铂药物同步化疗。③手术分期病理学检查提示腹主动脉旁淋巴结阳性(ⅢC2p期),需行全身检查排除远处转移,若无远处转移选择延伸野全量放疗＋腔内后装放疗＋含铂药物同步化疗;若存在远处转移,选择系统性全身治疗及个体化治疗。对于ⅠB3、ⅡA2～ⅣA期的宫颈癌患者,影像学分期提示盆腔淋巴结阳性，腹主动脉旁淋巴结阴性，也可再次选择腹主动脉旁淋巴结切除术病理学分期，如果手术分期病理学检查提示腹主动脉旁淋巴结阴性，采用盆腔全量放疗＋腔内后装放疗＋铂类药物同步化疗；如果腹主动脉旁淋巴结阳性，选择延伸野全量放疗＋腔内后装放疗＋铂类药物同步化疗。

另外有宫旁组织浸润、手术切缘阳性、宫颈深肌层浸润、肿瘤直径 >4 cm、脉管内瘤栓等高危因素的术后也需要补充放化疗。

（李慧）

19. 什么是放疗？

放疗是治疗恶性肿瘤的主要手段之一，是利用放射线对恶性肿瘤进行治疗的临床手段，和手术切除肿瘤一样，都是一种肿瘤局部治疗方法。据统计，大约有 70% 的恶性肿瘤需要放疗。

放射线包括放射性同位素产生的 α、β、γ 射线和各类 X 射线治疗机或加速器产生的 X 射线、电子线、质子束及其他粒子束等。其原理是放射线所产生的能量可破坏肿瘤细胞的 DNA，使肿瘤细胞停止生长，从而消灭可快速分裂和生长的肿瘤细胞，达到使肿瘤体积缩小从而能为手术提供机会的目的，或者是达到杀灭肿瘤组织达到根治的目的。放疗也可缓解疼痛，如骨转移疼痛和肿瘤压迫症状（如宫颈肿瘤压迫输尿管引起肾积水）等姑息减症治疗，以及与外科联合在保留器官功能的综合治疗中也可发挥重要作用，因此，放疗不可小觑。

放疗有很多种分类方式，根据照射源的放置位置分为远距离照射（体外照射）和近距离照射（体内照射），其中，近距离照射又分为组织间插植和腔内后装治疗、粒子植入治疗等。

根据放疗的目的和方法不同分为根治性放疗、姑息性放疗、术前放疗、术中放疗、术后放疗等。

根据放疗的精准度分为常规放疗和精确放疗，其中精确放疗又包括三维适形放疗、调强放疗、容积调强放疗、立体定向放疗、赛博刀（射波刀）放疗、质子—重离子放疗、中子放疗、放射性粒子植入放疗、腔内近距离放疗等。

（李慧）

20. 宫颈癌放疗流程有哪些？

宫颈癌放疗流程分为外照射流程和腔内后装放疗流程。很多患者入院后就很着急地询问"好久开始放疗呢？""咋还没喊我放疗呢？"任何事都不是一蹴而就的，都有一个过程，现在放疗都是精准照射，每一步都要精雕细琢，力求精准，也不是某一个医生就可以完成的，还需要团队成员通力合作才能达到精准放疗。下面就简要介绍一下放疗流程：

首先是外照射流程：入院完善相关检查→明确诊断→确定治疗方案→模室做固定膜→带膜CT→主管医生勾画靶区→物理师制订放疗计划→主管医生确认计划→主任确认计划→CT模拟定位验证→带固定膜、治疗单到相应加速器预约→确定照射时间→技师执行计划开始照射。

三维内外融合后装治疗技术流程：外照射结束

后→后装预约：主管医生提前电脑上申请→做后装真空垫体膜→麻醉科评估→带膜到后装室→术前准备：妇科阴道冲洗、留置尿管、消毒、麻醉→主管医生依次置入窥阴器、施源器，用纱条固定施源器位置→充盈膀胱→CT 定位→主管医生勾画靶区（正常器官及肿瘤区域）→物理师制订三维后装计划→主管医生确认计划→技师执行计划开始照射→照射结束后取出纱布、施源器，观察有无活动性出血→后续观察处理。

（李慧）

21. 什么是体外照射？

体外照射又称为远距离照射。是放射线与机体有一定的距离，集中照射机体某一部位（如肿瘤），单纯从身体外部进行放疗有一定的局限性，即使在足量照射的情况下，也会有一部分肿瘤没有照射到，因此，宫颈癌腔内后装照射（体内照射）是必不可少的补充治疗。

放疗的种类：根据放疗出发点不同，放疗分为根治性放疗、辅助性放疗和姑息性放疗。

根治性放疗顾名思义就是治疗肿瘤比较彻底，适合早期和部分中晚期的肿瘤患者。

辅助性放疗主要是在术前和术后进行放疗，在术前经过放疗可降低手术难度，利于最大限度地清除肿瘤，因为在术前，有些肿瘤的位置较为特殊，例如脑部的一些肿瘤，因肿瘤较大或者与周围的器官粘连，无法直接采取手术，采取放疗能够缩小肿瘤，便于手术；在术后经过放疗可有效地降低肿瘤的复发率。因为一些肿瘤长在特殊位置，无法完全切除，只能部分切除，这时在人体内会残留一部分肿瘤，在这样的情况下，术后通过放疗能够消灭残存的肿瘤细胞。

姑息性放疗主要用在晚期的恶性肿瘤患者中，这是结合患者身体状况采取的放疗方式，它主要是帮助患者改善症状，如疼痛症状、压迫症状等，减轻患者痛苦，提高生活质量，延长患者的生命。一般情况下，采取姑息性放疗的患者，已经无法采取根治性治疗了。

（黄亚斯）

22. 什么是腔内后装治疗？

腔内后装治疗是一种辅助性放疗方法，临床上常用于一些腔道内肿瘤患者的治疗，如宫颈癌、食管癌等，通过近距离腔内组织间高剂量照射，达到抑制或杀死肿瘤细胞的目的。相较于其他放疗，后装治疗首先需要将施源器放置在治疗位置，再通过管道连接后装治疗机、通过导管将放射源放置上去，因此称作后装治疗。后装治疗是肿瘤治疗的一种辅助治疗手段，通常不建议单一进行后装治疗，还应配合外照射等其他治疗方式。

后装治疗方式主要用于腔道内的恶性肿瘤，且适应证范围较为广泛，最常用于体内的空腔，如宫颈、子宫、阴道、气管、食管、鼻咽等，但对解剖结构异常的患者是不适用的，因为存在靶区覆盖不全、剂量分布适形度不佳等缺点。后装技术包括三维后装技术和二维后装技术。

腔内后装治疗的特点：因为是近距离照射，因此，照射只影响到放射源周围很局限的区域，可减小距离放射源较远的正常组织受到的照射量。近距离治疗的优点即肿瘤可以接受局部高剂量照射，同时周围的正常组织所获得的不必要的损伤也大大降低。因后装治疗需要通过插管、遥控装置等进行放置，虽然正常组织受到的照射剂量较少，但是也不是一点影响都没有，还是会产生一些损伤反应，造成一定的刺激和损伤等。因此，如需使用后装治疗，应严格遵从专业医生指导，根据个人情况谨慎选择。

（黄亚斯）

23. 什么是插植治疗？

插植治疗是近年来开展的一项重要的肿瘤治疗方式，在宫颈癌的放疗中也起着非常重要的作用，尤其对于体积较大的肿瘤。插植全称组织间插植，组织间插植治疗是指将放射源通过插植针引入肿瘤瘤体内或被肿瘤侵犯的组织，放射源释放出的放射线在最近的距离内，对肿瘤病灶进行破坏的一种近距离治疗技术。组织间插植的施源器就像隧道，医生根据肿瘤的形状、大小、范围，修建多条隧道，把隧道打入肿瘤中心，再给放射源进行设定（制订处方剂量），放射源通过施源器进行照射插植放疗，其特点是肿瘤靶区内剂量高，故瘤体能接收的剂量很高，并且能大大减小对周边正常组织的损伤。缺点是组织间插植治疗属于一种有创性治疗手段，会带来相关的其他不良反应，如出血等。

插植放疗流程：

治疗前先进行阴道冲洗→留置尿管→CT 检查→麻醉→插针并取出针芯、编号固定→再次 CT 检查→医生勾画靶区→物理师制订计划→医生确认计划→技师执行计划开始照射→照射结束取插植针、止血→专人送返病房→加强观察，做好交接班。

（黄亚斯）

24. 宫颈癌放疗需要多久?

宫颈癌的放疗分为外照射和内照射。外照射前准备大概需要 1 周时间，外照射一般进行 25 次，一天 1 次，5 次/周，外照射后进行内照射治疗，即后装放疗，一般需要 5~6 次，每周 2~3 次，大概 2 周，因此，一般宫颈癌患者在检查治疗顺利的情况下，放疗至少需要 8 周。

（黄亚斯）

25. 什么是粒子植入治疗？

粒子植入治疗属于近距离放疗范畴。具有局部剂量高、对周围正常组织损伤小等特点，是一种将放射源植入肿瘤内部，通过不断释放射线杀死肿瘤细胞，从而达到治疗肿瘤的目的的治疗方式。

粒子植入治疗适应证：

（1）病理学诊断为恶性肿瘤，直径 6 cm 以下的实体病灶。

（2）肿瘤进展较快，外照射需结合粒子植入等综合治疗措施。

（3）部分肿瘤的姑息性治疗。

（4）术中肉眼或镜下残留。

（5）手术治疗、放化疗、靶向治疗、免疫治疗后失败的晚期肿瘤患者，预计生存时间大于 6 个月及以上的患者。

粒子植入治疗禁忌证：

（1）肿瘤终末期，预计生存时间较短或者患者不能耐受粒子治疗。

（2）妊娠期患者。

（3）严重糖尿病等。

（黄亚斯）

26. 什么是化疗?

化疗是治疗恶性肿瘤的一种重要治疗手段，也是宫颈癌患者常用的治疗方法之一，是一种通过进入血液达到一定血药浓度对肿瘤细胞进行杀伤来达到目的，最终杀死肿瘤细胞的治疗方法。它是利用化学药物阻止肿瘤细胞的增殖、浸润、转移，直至最终杀灭肿瘤细胞的一种治疗方式。化疗、手术治疗、放疗、靶向治疗、免疫治疗等一起组成肿瘤的综合治疗。化疗是一种全身治疗的手段，化疗药物通过口服、静脉、腹腔、胸腔、鞘内给药等方式，随着血液循环遍布全身的各个器官和组织。因此，对于复发、转移的中晚期宫颈癌，化疗是主要的治疗手段。

任何治疗都有两面性，化疗一方面杀死了患者体内的肿瘤细胞，延长了患者生命并提高患者生存率，同时也会损害正常组织细胞，还会对患者的机体免疫系统造成严重打击，尤其是增殖较活跃的细胞，如骨髓造血细胞，临床上容易引起骨髓抑制，也是化疗最常见的并发症，因而应引起高度重视。

（黄亚斯）

27. 什么是化疗周期？

化疗时间不是随意制订的，通常大多数癌症化疗周期是 21 天，为什么要规定这个时间呢？化疗周期是根据药物半衰期、肿瘤倍增时间以及人体骨髓功能恢复时间来制订的，从注射化疗药物的第 1 天算起，到第 21 天，即 3 周称为一个周期。但 21 天也不是绝对的，有些治疗方案是双周方案，14 天为一个周期，有些是 28 天为一个周期，还有少数方案 6 周为一个周期。所以化疗周期也不是固定不变的，因人、因病而异，因使用药物而异。如化疗周期到了，但是患者还很虚弱，白细胞、血小板的值低于正常范围，这种情况化疗周期就要延后进行，以确保化疗的安全性和有效性。

（黄亚斯）

28. 什么是化疗间歇期？

化疗间歇期是指两个化疗周期之间的缓冲期，这段时间可以用来增强机体免疫力，以便正常细胞得到充分的恢复，有利于化疗药物按时使用，因为化疗药物在杀伤肿瘤细胞的同时也会损害人体正常增殖细胞，尤其是增殖比较活跃的造血细胞、上皮细胞等。机体需要一定的时间来修复和恢复。化疗的间歇期也是因人、因病、因药而异的，不是所有患者的间歇期都是一样的，可能有的间歇期长一点，有的间歇期要短一些。

（黄亚斯）

29. 宫颈癌常用的化疗药物有哪些？

宫颈癌化疗常常是用于不能手术的晚期患者的姑息性治疗或同步放化疗，另外一些手术和放疗不能控制和消除的亚临床病灶和微小转移病灶也可化疗。经典的宫颈癌化疗方案一般选择 TP 方案：紫杉醇类与顺铂；也可以选择其他的如 BVP 方案：博来霉素、长春新碱与顺铂；BP 方案：博来霉素与顺铂；FP 方案：氟尿嘧啶与顺铂等。因此，宫颈癌常用的化疗药有紫杉醇、顺铂、卡铂、多西他赛、白蛋白紫杉醇、氟尿嘧啶、依托泊苷等。

紫杉是一种植物，紫杉醇是一种植物类化疗药物，它是细胞周期特异性抗肿瘤药物，对宫颈癌具有很好的治疗效果。但是紫杉醇有一个致命的弱点就是容易引起过敏反应，因此，在使用前要详细询问患者的既往用药史和过敏史，过敏患者禁用，输注时要安置心电监护，留陪护一名，做好抗过敏预处理，前半小时缓慢输注，半小时后如无不适再调节好输注滴速。紫杉醇还可引起中性粒细胞减少及血压下降、心动过缓等心血管不良事件，另外还可能出现呼吸系统、神经系统、视觉不良反应，以及肌肉痛、关节痛、肝肾功能异常、胃肠道反应（恶心、呕吐、腹泻）和口腔黏膜炎等。

顺铂作为第一个被发现的金属抗癌药物，是细胞周期非特异性抗肿瘤药物，是目前最有潜力和应用最广泛的抗肿瘤药物。顺铂在宫颈癌的治疗中尤为重要，目前已被推荐为同步放化疗的首选药物，在放疗期间每周给药 30 mg 可以达到放疗增敏的作用。顺铂的作用机制主要是进入肿瘤细胞核的顺铂与肿瘤细胞 DNA 上的嘌呤碱基相互作用并损伤肿瘤细胞 DNA，从而达到抗肿瘤的作用，最终导致肿瘤细胞凋亡；高浓度的顺铂可通过抑制肿瘤细胞 RNA 及蛋白质的合成、干扰 DNA 的复制、转录、翻译等过程来发挥抗肿瘤活性。顺铂的主要不良反应有肾脏毒性，使用时需要大量饮水来水化尿液，加速药物排泄，减轻肾脏毒性；消化系统反应包括恶心、呕吐、食欲减退和腹泻等；造血系统表现为白细胞和血小板减少，一般4~6周恢复；耳毒性表现为耳鸣、听力降低，多为可逆性的；还有神经毒性和过敏反应等一些其他的不良反应。

卡铂是第二代铂类抗肿瘤药物，常常在使用顺铂后反应太重甚至不能耐受时就会改为使用卡铂，卡铂是顺铂的"弟弟"，它也是细胞周期非特异性抗肿瘤药物，直接作用于肿瘤细胞DNA，从而抑制分裂旺盛的肿瘤细胞，达到抗肿瘤作用。主要不良反应是骨髓抑制，大多与剂量相关，有蓄积作用，其他还有消化道反应（如恶心、呕吐、厌食、便秘或腹泻）和肾毒性、周围神经毒性等。

多西他赛为紫杉烷类抗癌药，和紫杉醇乃"一母同胞"，也是细胞周期特异性抗肿瘤药物，它的优势是过敏反应发生率较低。它的主要作用是阻滞肿瘤细胞于G_2和M期，抑制细胞的有丝分裂和增殖，从而杀灭肿瘤细胞。主要不良反应有：骨髓抑制、肝功能异常、心血管系统不良反应（如低血压、心力衰竭、窦性心动过速、心房扑动节律障碍等）、代谢紊乱、肌痛、关节痛及神经系统、胃肠道、皮肤毒性反应等，偶尔也会发生过敏反应。药物不良反应也是有个体差异的，用药时根据不同的反应做出相应的处理，通过处理尽量减轻不良反应的症状。

白蛋白紫杉醇是近年来随着高科技和新技术的发展应运而生的一种化疗药，它的优势是完美地避开了紫杉醇容易发生过敏反应的弱点，紫杉醇是药物活性成分，而人血白蛋白作为辅料起分散、稳定微粒和运载主药作用。缺点是价格比较昂贵。常见的不良反应为中性粒细胞减少、贫血、神经毒性、心电图异常、疲劳、乏力、肌肉痛、关节痛、脱发、肝功能异常、腹泻和感染等。

氟尿嘧啶，又名 5－氟尿嘧啶，是一种嘧啶类似物，属于抗代谢药物，能干扰肿瘤细胞 DNA 合成，对肿瘤细胞 RNA 合成也有一定抑制作用，从而来杀灭肿瘤细胞。氟尿嘧啶的不良反应有恶心、呕吐、厌食，常见外周血白细胞减少等。

依托泊苷是一种鬼臼素衍生物，属于细胞周期特异性抗肿瘤药物，主要作用于肿瘤细胞 DNA，阻碍肿瘤细胞 DNA 修复，从而发挥抗肿瘤作用。主要不良反应有骨髓抑制，表现为全血细胞减少，出血和贫血；肝功能异常；肾功能异常；消化道反应，如恶心、呕吐、厌食；过敏反应，如皮肤红疹、红斑、瘙痒；神经系统反应，如四肢麻木、头痛；呼吸系统反应，如间质性肺炎；循环系统反应，如低血压、心电图改变等不良反应。

（刘怡彤）

30. 什么是靶向治疗？

靶向治疗顾名思义就是找准靶点进行治疗。要进行靶向治疗，首先要通过基因检测来找准靶点，就像以前的战士打靶，必须要打中正中心才是靶心，在战场上，必须要打到敌人的脑和心脏才能一枪毙命，脑和心脏就是靶心，再好的枪如果子弹没有打中靶心也是白费功夫。靶向治疗就是指在肿瘤细胞分子水平上，针对已明确的肿瘤位置，来设计相应的治疗药物，药物进入体内会特异地选择致癌点来相结合发生作用，使肿瘤细胞特异性死亡，同时不会伤害肿瘤周围的正常细胞组织，靶向治疗可以对肿瘤细胞进行精准打击，所以靶向治疗又被称为"生物导弹"。

如果把靶向治疗比喻为一杆枪，那靶向治疗药物就是子弹，靶点就是通过基因检测出来的致癌点，靶向治疗药物就是以参与肿瘤发生发展过程中重要分子作为靶点，通过抑制或阻断该靶点而发挥治疗作用的药物。靶点通常是肿瘤细胞增殖、迁移、转移、抗凋亡，以及血管生成等相关的分子。在众多的靶点中，与肿瘤细胞增殖密切相关的驱动基因，通常是最好的靶点，也是临床上需要用靶向药物来重点精准打击的对象。

靶向药物治疗的过程中也会出现一些不良反应，包括皮肤反应及呼吸系统、心血管系统、消化系统、血液系统等常见不良反应。

皮肤反应：痤疮样皮疹，皮肤干燥，瘙痒，手足综合征，毛发异常等。

呼吸系统反应：呼吸困难，较少见。

心血管系统反应：心源性休克，心律失常，高血压，出血，急性心功能衰竭等。

消化系统反应：恶心，呕吐，腹泻，口腔黏膜炎，胃肠道穿孔等。

血液系统反应：主要以中性粒细胞减少为主的全血细胞减少。

其他反应：乏力，疲倦，肾功能损伤，过敏反应等。

（刘怡彤）

31. 靶向治疗有哪些不良反应？该如何应对？

靶向治疗是利用细胞本身的生物学活性，将肿瘤细胞定向消灭，有效地提高了癌症治疗的精准性，但是靶向治疗过程中会产生应激反应，靶向药物治疗常见的不良反应有：皮肤反应、手足综合征、脱发、高血压、出血、腹泻、心脏毒性等，严重不良反应还包括间质性肺炎。

应对措施：

（1）皮疹是最常见的皮肤反应，包括痤疮样皮疹和斑丘疹，多出现在面部、肩背部等地方，出现在面部严重影响患者形象，因此要开导患者，告之与治疗效果比起来，皮疹只是暂时的，停药就会慢慢消失，又会恢复到原来的样貌，只要身体健康了，小小的皮疹又算得了什么呢。同时要注意清洁，每天洗澡，洗澡水不宜过烫，洗完后用软毛巾沾干水分，不要用力擦干水，日常要穿宽松的棉质衣服和宽松的鞋袜，穿带鞋垫的鞋来减轻足部压力；使用不含酒精成分的婴儿润肤油或婴儿润肤露来保护皮肤，涂抹护肤品时不要用力按摩；避免使用洗衣粉、洗洁精、肥皂等化学用品洗衣服，以免残留皂液刺激皮肤，避免用热水浸泡手足，外出避免太阳光直接照晒，可以打伞、戴遮阳帽等。

（2）腹泻患者饮食需清淡，避免食用辛辣、油腻的食物，如火锅、串串、烧烤、油条、糖油果子等，避免进食高纤维素，如韭菜、芹菜、金针菇等。首次出现腹泻时可服用一些常见的止泻药，对症处理后仍不能缓解的则应遵医嘱减量或停药。

（3）发生轻微反应如心悸、心动过速时可给予对症治疗，如吸氧、心电监护，出现严重症状时应立即停药，并采取相应抢救措施，安抚患者及家属情绪，不要恐慌，床旁配备除颤仪、简易呼吸器等急救设备和抢救药品。

(4) 靶向治疗药物还可引起血液毒性反应，不过一般血液毒性反应多为轻度，通常不需中断治疗或减量治疗，但是也不能掉以轻心，需定期进行血常规监测，根据患者病情等具体情况每天1次或者每周2~3次，每次治疗前还要进行心电图、超声心动图、心功能、心肌酶谱等检查，这也是非常必要的，是对患者负责的表现。

(戚莉勤)

32. 哪些宫颈癌患者需要靶向治疗？

靶向治疗适用于复发性宫颈癌、转移性宫颈癌、晚期宫颈癌、既往接受过化疗且进展的宫颈癌，目前靶向治疗也可作为宫颈癌二线治疗的选择。NCCN指南推荐使用靶向药物：贝伐珠单抗。针对晚期复发宫颈癌的靶向治疗主要是抗血管生成药物如贝伐珠单抗，它是一种能结合血管内皮生长因子（VEGF）－A的单克隆抗体；酪氨酸激酶抑制剂如拉罗替尼是一种原肌球蛋白受体激酶（TRK）抑制剂，对 *NTRK* 基因融合阳性的实体肿瘤患者均具有明显且持久的抗肿瘤活性，是一种只针对特定基因突变，而不局限于特定癌症种类的抗癌新药；还有表皮生长因子抑制剂和多聚 ADP 核糖聚合酶抑制剂等。

（刘怡彤）

33. 什么是免疫治疗？

免疫治疗就是通过特定的检测，了解肿瘤组织及肿瘤周围组织的 PD - L1 蛋白表达，如果 PD - L1 蛋白表达含量高，那就可以进行免疫治疗，如果肿瘤及肿瘤周围组织 PD - L1 蛋白表达比较低，那么免疫治疗就是英雄无用武之地，换句话说，免疫治疗就是通过重新启动肿瘤免疫循环，恢复机体正常的抗肿瘤免疫反应，从而达到控制或清除肿瘤的一种治疗方法。

一般情况下，机体的免疫系统是可以识别并清除肿瘤细胞的，但是某些肿瘤细胞非常"狡猾和卑鄙",为了不让免疫系统识别出来,就来个"变脸"或者"整容",让免疫系统不认识它了,也就不能清除它,它就可以不受束缚,自由生长,慢慢长大、浸润、转移到全身,这就是我们常说的免疫逃逸。不同的肿瘤细胞可以通过不同环节的异常抑制免疫系统对肿瘤细胞的有效识别和杀伤从而产生免疫耐受,甚至促进肿瘤的发生发展。所以免疫系统就像是身体里面的警察一样,很多坏人通过"变脸"或者"整容",警察也会被他们的表象所迷惑不能马上识别,不管坏人怎么伪装改变,警察都有办法让他们伏法,正所谓"法网恢恢,疏而不漏"。同理,不管肿瘤细胞怎么伪装变异,免疫系统也总能想到方法让他们现出原形,消灭他们的。免疫治疗就是利用机体自身的免疫系统来识别和杀伤肿瘤细胞,比如利用向机体内输送 PD-1 或 PD-L1 抗体,使这些抗体与 T 细胞表面的 PD-1 或肿瘤细胞表面的 PD-L1 相结合,使肿瘤细胞重新被机体的警察——T 细胞所识别,达到杀伤肿瘤细胞的作用。免疫治疗相对副反应较小,在身体里一旦起效以后,维持时间较长,治疗效果相对较好。

人体的免疫器官及组织分为：中枢免疫系统，如骨髓、胸腺；外周免疫系统，如淋巴结、脾脏等。

免疫治疗也会出现一系列的不良反应症状，如心血管系统及眼部症状、皮肤症状、胃肠道症状、神经系统症状、呼吸系统症状、血液系统症状、内分泌系统症状等。免疫治疗的不良反应因患者病情而呈现个体差异，有些患者有症状，有的没有任何不适症状，有的症状重，有的症状轻，而且不良反应可能在任何时候发生。根据发病的时间不同可分为：早期2个月内，晚期大于2个月，迟缓反应发生在接受免疫治疗1年后。早期不良反应有：皮肤反应，胃肠道反应等。晚期不良反应：呼吸系统反应，内分泌系统反应及泌尿系统反应等。

（刘怡彤）

34. 免疫治疗有哪些不良反应？该如何应对？

免疫治疗不良反应个体差异性大，临床表现缺乏特异性，观察不到位或判断错误、处理不当，都会造成不可逆的后果。因此，在临床实践中，应密切监测，及早发现不良反应苗头，尽早干预，避免严重不良事件的发生。免疫治疗相关的不良反应主要由于免疫攻击，免疫药物不只攻击肿瘤细胞、肿瘤组织，还攻击正常组织，人体内各大系统的组织都有可能受到攻击。常见不良反应有：发热、皮疹、腹泻、疲劳乏力、心血管系统反应、内分泌系统反应等。

应对方法：发热患者每天监测体温 4 次，评估呼吸，病室每天开窗通风 2 次，每次 30 分钟，每天用空气消毒机消毒 60 分钟，上午 1 次，下午 1 次，减少探视和人员流动；针对皮疹要保持皮肤清洁干燥，用温水洗澡，洗完用软毛巾轻轻沾干水分，不可用力擦干水，要穿柔软宽松的棉质衣物，督促家属给患者勤剪指甲，避免晚上睡觉或睡得迷迷糊糊时无意识地抓伤皮肤；鼓励患者增加热量和水分的摄入，每天饮水量 2 000 mL 以上，饮食要清淡，营养要跟上，进食高蛋白、高维生素、高热量食物，避免进食辛辣食物（如火锅、串串、烧烤）和油腻食物（如油条、糖油果子、肥肉）及产气食物（如大蒜）

等，还要少吃含糖高的食物，注意饮食卫生，避免生冷硬、不清洁食物，每次便后用温水清洗会阴肛门部，使用无酒精类的婴儿护肤品保护皮肤。轻度腹泻可服用一些常见的止泻药，如不能缓解症状则需要进一步治疗。每一周期治后都需要对患者身体状态进行全面而准确的评估，每个周期都需要进行血常规、甲状腺、心肺功能、肝功能、电解质检查等。最后要注意休息，防寒保暖，预防感冒。

（戚莉勤）

35. 哪些宫颈癌患者需要免疫治疗？

复发、转移的晚期宫颈癌患者通过基因检测，查看 PD－L1、MSI 表达是否高，如果两项指标都很高，可以推荐使用免疫药物进行免疫治疗。通过免疫治疗可以延长患者生存时间和提高其生活质量。

（刘怡彤）

参考文献:

[1] 张军. 从临床指南到真实世界研究 [J]. 中国全科医学, 2022, 25 (3): 259 - 263.

[2] 中国抗癌协会妇科肿瘤专业委员会. 子宫颈癌诊断与治疗指南 (2021 年版) [J]. 中国癌症杂志, 2021, 31 (6): 474 - 489.

[3] CIBULA D, ABU - RUSTUM N R, BENEDETTI - PANICI P, et al. New classification system of radical hysterectomy: emphasis on a three - dimensional anatomic template for parametrial resection [J]. Gynecol Oncol, 2011, 122 (2): 264 - 268.

[4] 杨科. 首选肿瘤放射治疗的肿瘤有哪些? [J]. 养生保健指南, 2020, (33): 65.

[5] 张梅. 健康教育路径模式在后装放疗宫颈癌患者中的应用 [J]. 安徽卫生职业技术学院学报, 2016, 15 (5): 100 - 101.

[6] 吴晶洁. 临床护理路径对宫颈癌腔内后装放疗患者治疗依从性与临床疗效的影响分析 [J]. 中国现代医生, 2016, 54 (4): 147 - 150.

[7] 胡洋. 癌症化疗周期为多久 [J]. 健康博览, 2021, (4): 33.

[8] 王佩, 王会霞, 岳成山, 等. 紫杉醇联合化疗治疗局部

晚期宫颈癌的疗效及过敏反应分析 [J]. 山西医药志，2021，50（14）：2201-2203.

[9] 毛万丽，李杰慧，冉立. 宫颈癌顺铂耐药研究进展 [J]. 现代肿瘤医学，2021，29（16）：2927-2932.

[10] 周影，胡建铭. 八种常用化疗药物组合对人类宫颈癌细胞体外药物敏感试验研究 [J]. 中国生化药物杂志，2015，（1）：57-59.

[11] 李翔，鲁艳明，张瑶. 紫杉醇联合顺铂新辅助化疗在早中期宫颈癌治疗中的临床应用 [J]. 实用药物与临床，2016，19（2）：148-151.

[12] 李静，孔为民. 晚期复发性宫颈癌靶向治疗和免疫治疗进展 [J]. 中国计划生育和妇产科学，2021，13（6）：19-23.

 三、宫颈癌的护理

（一）手术护理

36. 确诊宫颈癌后患者心理一般有哪些变化？

宫颈癌患者的心理反应是因人而异、各不相同的，有的确诊后很冷静，而且很快寻找就医途径，进入患者角色；有的确诊后却很愤怒，抱怨上天不公，抱怨老公对其不重视，甚至破罐子破摔放弃医治。确诊患者心理与病情的严重程度以及对宫颈癌的认识程度等密切相关，当患者被诊断出癌症后，其心态基本遵循着五个时期的变化发展，分别为：否认期、愤怒期、磋商期、抑郁期、接受期。其具体表现为：

（1）否认期：是患者在疾病确诊后最常见的，也是最先出现的一种普遍的心理反应，患者在得知自己罹患宫颈癌后，一开始会拒绝接受患癌症的这一事实，怀疑医院误诊，怀疑就诊医生的水平，甚至怀侥幸心理觉得是诊断错了，换很多家医院再去检查，试图改变不好的结果。还有的患者会四处咨询，希望得到否定的答案，这样就容易耽误时间，延误病情，甚至错过治疗的最佳时机，影响治疗效果。但是从另一方面来说，患者的否认心理其实是一种无意识的自我保护与自我安慰，有利于减缓对疾病的恐惧及面对疾病的痛苦，给患者一些缓冲的时间来接受和适应患病的打击，以否认的心理方式来达到心理平衡。

（2）愤怒期：大多数患者辗转了很多家医院，最后不得不接受自己确诊宫颈癌时，往往会有一个震惊期，称为"诊断休克"，由于大众包括很多患者对宫颈癌知识的缺乏，认为得了癌症就基本等于是判了死刑，这让他们"谈癌变色"。当极力否认仍不能改变患癌结果时，患者在确认自己得宫颈癌之后的那种绝望是常人难以理解的，他们往往感到震惊、恐惧、麻木、不知所措等，对疾病的治疗过程、护理、预后，以及自己未来的命运的不确定感到恐惧。此时的大多数人心理会产生一种"为什么偏偏是我"的想法，感觉不公平，从而悲伤、愤怒，极容易发脾气，不好交流。常表现为：易怒、紧张、抵触和抗拒情绪。有些患者对世间的许多事物感到愤怒，产生嫉妒心理，更有采取敌对态度拒绝治疗的情况，他们还会对许多其他人和事情感到不满意。紧张恐惧的情绪还会引起患者机体内环境失衡，免疫系统紊乱，削弱体内的抵抗力。此时，可让其将自己感到恐惧的事情一一说出来，通过正确的知识教育，纠正其感知错误，或让其他病友现身说法讲述成功经历，使患者增加安全感。

（3）磋商期：此时进入"讨价还价"心理阶段，他们常常心存幻想，四处寻求治疗偏方，祈求延长生命。此时，大多数患者已经接受了得癌症的事实，不过仍然希望出现奇迹，自己能受命运眷顾，是个例外，这一信念支撑患者积极与病魔斗争，也使其重树信念，积极配合治疗，此时需要多安慰、关心患者，让其配合医生积极治疗，让其有良好的就医依从性，但如果幻想破灭就极容易失去治疗的信心，产生绝食、拒绝治疗的行为，有些甚至出现自杀的念头。

（4）抑郁期：有些病情反复、长期卧床的重症患者，经过手术、化疗、放疗、靶向、免疫等多种、长时间的治疗,效果仍不明显,甚至越来越差,全身衰竭,并发症增多,此时的患者对治愈疾病的美好愿望也逐渐消失,心理承受巨大的压力,也失去了对治疗的信心,许多患者特别是年轻患者此时常常想到自己还有梦想无法实现,还有未完成的工作和事业,无法陪伴老公、无法孝敬父母、无法养育子女等,他们便会承受难以言状的痛楚和悲伤,与此同时,还要饱尝癌痛的折磨和治疗过程中的痛苦等,面对身体与精神上的双重打击,整日消沉,心事凝重,进一步转化为绝望,产生轻生的念头。

(5)接受期:经过一系列的心理斗争和挣扎,从自卑、失望到平静接受现实,心境变得平和,不再自暴自弃,能积极配合治疗。很多患者能够客观的认识宫颈癌的发生发展,不再觉得是老天不公,会积极检讨自己的生活习惯,既能认识宫颈癌的可怕,又懂得宫颈癌经过积极治疗是可以缓解症状、长期生存的,通过专业的健康教育,对宫颈癌治疗的不良反应也提前知晓,有相应的心理准备,能够积极配合治疗。同时医务人员和病友、家属的主动、热情、周到,也使其感到有安全感,能以最佳的心理状态接受治疗。

（冯丽娟）

37. 宫颈癌患者如何进行自我心理调节？

要进行自我心理调节的途径很多，可以寻求医务人员的帮助，也可找懂医的朋友进行倾诉，让其慢慢开导，要大胆地说出自己的想法和顾虑，不要不好意思讲，对于自己不理解的问题，积极地咨询专业的医务人员，以得到正确的、科学的解答，特别对于疾病及治疗的一些疑问，拒绝一些不科学的道听途说自己吓自己。积极了解各个治疗阶段的各项注意事项以及治疗过程中的饮食、康复、功能锻炼等也有利于缓解因为治疗前的未知引起的焦虑及紧张，对于疾病及治疗的一些疑问或者所思所想都可以讲出来，这样不至于在治疗前太过于焦虑及紧张；另外也可以阅读有关宫颈癌相关的书籍，了解宫颈癌发生、发展、治疗过程特点和病后恢复特点；也可多与同种疾病患者之间做交流、聊天、谈心，相互鼓励、相互打气，听病友分享抗癌胜利的经验，提升战胜疾病的信念，同是天涯沦落人，同病相怜，大家相互慰藉、相互关心、相互爱护，一定会走出心理阴霾，重新活出作为一个女人的光彩；还可以培养一些兴趣爱好，如听轻音乐来缓解自己的焦虑情绪，让自己能更好地放松心情，让身体得到更好地休息，以平和的心态面对疾病，以更饱满的精神面对和配合治疗。

（冯丽娟）

38. 宫颈癌患者术前为什么要安置保留尿管？

对早期宫颈癌患者来说，宫颈癌根治术是非常重要的治疗方式。国内外宫颈癌根治术的主流术式包括广泛性子宫切除术（RH）和保留盆腔自主神经的广泛性子宫切除术（NSRH）等。宫颈癌根治术中涉及盆腔、输尿管、直肠以及膀胱等重要脏器，容易损伤这些脏器以及神经。子宫邻近膀胱和输尿管，术中如果没有做到膀胱空虚，那么术中损伤膀胱的概率就更大，安置尿管后膀胱就处于最小的形态，可以减少术中被损伤的概率。

另外，宫颈癌根治术作为常见的大手术之一，手术需要的时间比较长，还需要全身麻醉，患者是无法自主下地排尿的，麻醉状态下以及在术后麻醉清醒之前，患者也是无法自主排尿的，因此，留置导尿管还可以帮助患者排尿，避免发生尿潴留。尿潴留也是宫颈癌手术常见的并发症之一，研究显示宫颈癌术后尿潴留发生率为 17.2% ~ 26.7%，为了保证术后顺利排小便，安置尿管就变得非常必要。

（冯丽娟）

39. 宫颈癌患者术前怎样进行肠道准备？

传统的术前准备一般是在行宫颈癌手术的前 3 天指导患者进半流食，术前 8 小时禁止经口进食、术前 4 小时严格禁饮，这样做的主要目的是预防麻醉或手术过程中呕吐物进入气道引发窒息或吸入性肺炎；术前常规灌肠，保持肠道清洁，避免手术麻醉后因肛门括约肌松弛，污染手术台，且可促进术后胃肠道蠕动，预防腹胀及便秘。也可以在术前 1 天给予 20% 甘露醇 250 mL 或者聚乙二醇电解质散剂口服，使患者能排便 4 次以上。

目前在外科快速康复的理念下，为达到促进患者快速康复的目的，对患者术前不能吃东西和不能喝水的时间做出了较大的改变，患者可以在术前 2 小时喝糖水，以有利于患者术后的康复。传统的机械灌肠易使肠道产生应激反应，导致术前电解质紊乱，而据快速康复外科理念，予以患者磷酸钠盐口服进行肠道准备，从而取代多次灌肠，不仅可达手术要求，还可明显减少灌肠引起肠胀气等不适。

（冯丽娟）

40. 宫颈癌患者术前为什么要喝糖水？

传统的手术为了减少术中的误吸等一系列问题，要求患者术前 8 小时禁止经口进食、术前 4 小时严格禁饮，使胃部彻底排空。但是患者这么长时间得不到能量的补充很容易发生低血糖、低血容量、脱水等一系列的症状，患者饿了这么长时间又马上进行手术，那么手术本身造成的创伤加上术前禁饮禁食的不利影响，更进一步增加了患者的消耗，患者摄入达不到需求量，会降低患者的免疫力和伤口修复能力，影响伤口的愈合。

在这样的前提下，现代外科快速康复理念应运而生，为了缓解术前长期禁饮禁食造成的不良影响，它提出在术前2小时给患者口服糖水，以缓解患者的饥饿、低血糖、低血容量等症状，同时还能降低患者的胰岛素抵抗，改善负氮平衡，术前喝糖水大大缩短了患者禁饮的时间，为患者机体提供能量，提高了患者的舒适度，同时也能减轻术后的恶心、呕吐等症状，对患者术后的恢复也有积极的影响。因此，术前补充碳水化合物对患者的手术及预后均有不可替代的作用。

（冯丽娟）

41. 宫颈癌患者术前为什么要消毒阴道？

宫颈癌的根治性手术一般涉及全子宫的切除，还有子宫周围组织的切除、阴道上段 1/3 的切除以及盆腔淋巴结的清扫。宫颈与阴道紧密相连，同时也涉及手术范围，加上阴道的形态学特点，与外界相通，容易发生细菌异常繁殖，造成感染，所以手术前阴道的准备十分重要，术前阴道消毒是预防其术后感染的重要环节。由于宫颈癌患者阴道流血的情况比较常见，也需要每天清洗外阴以保持清洁，在准备手术前 3 天可根据要求进行阴道冲洗，每天 1 次，术晨进行阴道冲洗并用 0.05% 的碘伏棉球消毒阴道。

（冯丽娟）

42. 宫颈癌患者术后怎么对伤口进行观察和护理？

术后伤口的愈合情况是患者和医务人员都比较关注的问题，术后伤口感染也是临床上比较常见的，患者的伤口一旦发生了感染，轻则增加住院天数和患者经济负担，严重者甚至可能导致手术治疗的失败。同时，伤口感染也对伤口的愈合有很大的影响，如伤口愈合时间延长，伤口愈合不良等；更有甚者可能引起全身感染，影响器官功能，导致败血症、感染性休克等，甚至造成患者的死亡。

宫颈癌患者伤口愈合时间直接与后续放疗时间息息相关，直接影响整个治疗疗程及疗效，所以宫颈癌术后伤口的观察护理是非常重要的。宫颈癌术后常需采取去枕平卧 6~8 小时，术后次晨采取半卧位，有助于减轻腹部伤口的张力，减轻伤口疼痛，有利于伤口恢复；观察腹部伤口有无渗血、渗液，如有红肿、渗血或者敷料外观潮湿时应及时通知主管医生换药；注意观察伤口疼痛、愈合情况等；观察伤口引流管是否固定良好，引流液的颜色、量和性质等，同时监测体温、血常规、感染指标等，如有发热、白细胞增高要抗感染处理，加强伤口换药，以防感染加重；患者在病情许可的情况下要尽早下床活动，促进肠蠕动，打屁后可循序渐进地从流食到普食，加强营养，进食高蛋白以利于伤口愈合，机体恢复；有需要使用腹带的患者则尤其需要注意松紧适度，绑得太紧会影响血液的流动，造成伤口局部缺血、愈合不良甚至伤口的坏死。

（冯丽娟）

43. 宫颈癌患者术后多久拆线？

根据营养状况、手术伤口愈合情况而定，开放手术一般 7~14 天拆线，微创手术一般 5~7 天拆线。拆线后短期内不要剧烈运动和做增加腹压的事情，如不要骑自行车和提重物体，尽量不采取蹲位，蹲位会增加腹压，还要预防便秘，以免腹压增加导致伤口撕裂，同时不要用手搔抓伤口。拆线后注意饮食清淡，忌辛辣刺激食物，可以多吃蛋白质和维生素丰富的食物，利于伤口早日愈合。

（吴丽）

44. 宫颈癌患者术后如何预防下肢静脉血栓？

下肢静脉血栓是很多术后患者的并发症之一，如能提早采取很好的措施，可以达到预防血栓生成的目的。主要预防措施如下：

（1）卧床期间按摩双下肢，协助变换体位，促进血液循环。

（2）抬高下肢，促进回流。

（3）踝泵运动：分屈伸和环绕两组动作。屈伸动作：患者平躺或坐位，下肢伸直，大腿放松，缓慢做大角度地向上勾起脚尖，脚尖朝上向自己，保持5～10秒，再向下做踝关节背伸运动，脚尖尽量朝下，保持5～10秒，再放松，如此循环。根据患者病情及耐受决定组数。环绕动作：以踝关节为中心，脚做360°环绕，增加股静脉血流速度。

（4）空气压力循环治疗仪：通过间歇气压加压治疗，充气加压—放松循环，促进肢体血液循环。

（5）鼓励早期下床活动，早、中、晚热水泡脚，每次10分钟左右。

（6）多饮水，稀释血液。

（7）避免在下肢建立静脉通道，损伤血管壁。

（8）血栓高危患者可以使用一些抗凝药物进行预防，比如低分子肝素等。

（9）手术中穿弹力袜，也可以有效预防下肢血栓。

（吴丽）

45. 宫颈癌患者术后什么时候拔除尿管？

根据患者恢复情况决定，一般3周左右拔除尿管。患者术后伤口恢复较好，能自行下床排尿，无尿道狭窄及损伤即可拔尿管，在拔尿管前需做膀胱功能训练，可使用提肛、缩肛的动作来进行锻炼，肛门收缩并上提，每次做5～8个，5～8个为1组，每天做5～10组，改善膀胱颈部收缩功能；间断夹闭导尿管，夹闭的时间以1.5～2小时为宜，每次夹闭后，开放以后放出的尿量以150～200 mL为宜，改善膀胱逼尿肌的收缩功能。

拔除尿管后观察能不能自行排尿，出现异常及时处理。

（吴丽）

参考文献：

［1］陈春林，黄蕾，李维丽. 保留盆腔自主神经的广泛性子宫切除术发展史［J］. 妇产与遗传：电子版，2013，3（1）：48－52.

［2］郑莉，张军，秦红，等. 宫颈癌患者保留盆腔自主神经的广泛性子宫切除术与传统根治术后尿潴留的综合护理干预［J］. 广东医学，2018，39（4）：645－647.

［3］杜丽丽，宋红果. 优质护理对宫颈癌根治术后尿潴留的疗效观察［J］. 中国实用医药，2012，7（22）：240－241.

［4］TUMBULL H，BURBOS N，ABU-FREIJ M，et a1. A novel approach to postoperative bladder care in women after radical hysterectomy［J］. Arch Gynecol Obstet，2012，286（4）：1007－1010.

［5］陈雪玲. 宫颈癌广泛全子宫切除术围手术期护理观察［J］. 实用妇科内分泌电子杂志，2018，5（32）：174，176.

［6］陈志强. 围手术期快速康复的研究进展与展望［J］. 中国中西医结合外科杂志，2012，18（6）：547.

[7] 梁彩英，李华琴，梁燕，等. 快速康复护理模式在宫颈癌围手术期护理中的应用与研究 [J]. 吉林医学, 2015.

[8] 李秀娟. 快速康复外科理念在胃肠手术患者围术期护理中的应用 [J]. 解放军护理杂志, 2011, 28（5）: 54 - 55.

[9] 王永丽，张秀萍，陈书玲，等. 老年子宫颈癌根治术围手术期的护理 [J]. 河北医药, 2010, 32（21）: 3091 - 3092.

[10] 王伟红. 手术患者发生切口感染的手术室相关因素分析及护理对策 [J]. 护士进修杂志, 2013, 28（9）: 786 - 790.

[11] 刘永强，周文喜. 阑尾炎手术后切口感染的预防与处理 [J]. 医学理论与实践, 2013, 26（21）: 2855 - 2856.

（二）放射治疗护理

46. 宫颈癌患者放疗期间体内会有辐射吗？

宫颈癌患者放疗期间体内不会有辐射。放疗是通过 X 线治疗机、直线加速器产生的高能电子束或射线作用于机体肿瘤部位，使肿瘤细胞死亡。普通外照射患者和后装治疗的患者，治疗结束后身上未携带放射源，所以没有辐射。就像手电筒一样，开灯的时候光打在身上，关掉的时候光就没有了。但是，放射性粒子植入或者 ^{131}I 治疗时，放射源在患者体内，是有一定辐射的，接触这类患者，需要做好防护。

（吴丽）

47. 放疗前为什么要做定位 CT？

放疗前通常需要做一个定位 CT，获得患者身体的横断面图像，将连续 CT 融合在一起确定病变靶区，进行靶区勾画，确定精确定位，计算放疗所需剂量，对需要照射的部位进行精确、集中、足量照射，对需要保护的正常组织进行最大限度的保护，使治疗最优化，减轻患者放疗不良反应。和普通诊断 CT 不同，定位 CT 需要一个体膜固定身体，确保每次治疗时都能够找到同样的治疗位置，以达到精确放疗的目的。

（吴丽）

48. 做定位 CT 有哪些注意事项？

放疗前做定位 CT 与一般诊断性 CT 要求有所不同，它强化扫描范围广、层面薄、层数多，X、Y 轴必须固定一致，以满足工作站对放疗计划的准确性，对操作技术也有其严格的要求，具体注意事项如下：

（1）CT 定位前做好体膜，定位时将体膜带上。

（2）定位前排空大便，定位前 1 小时饮水 500 ～ 1 000 mL，要保证每次照射时和定位时的膀胱容量一致，减少不良反应。

（3）一般做定位 CT 时取仰卧位，卧位舒适后再进行扫描。

（4）定位 CT 前 2～4 小时不要吃东西，避免体位固定后出现呕吐，导致误吸发生窒息，扫描前要询问有没有药物过敏及造影剂过敏，交代造影剂可能带来的不良反应，签署知情同意书。

（5）做定位 CT 时应保持在平静呼吸状态下，避免呼吸动度过大，要求扫描与治疗绝对一致，减小误差。

（6）定位时放松心情和身体，不要太紧张，有任何不适要举手示意，在定位床上不要移动身体，防止坠床。

（吴丽）

49. 宫颈癌放疗患者会出现哪些不良反应？

宫颈癌放疗是通过电离辐射照射宫颈的恶性肿瘤，经照射剂量累积效应对肿瘤细胞发挥破坏作用，不过射线在对肿瘤细胞杀灭的同时，也会对周围正常组织产生一定损伤，产生一系列不良反应及并发症。在解剖上宫颈是被包围在盆腔内，前有膀胱，后有直肠，下连阴道，不良反应常常累及周围这些器官组织，具体表现为：

（1）放射性皮肤反应：宫颈癌放射性皮肤反应常常累及腹部皮肤及会阴部皮肤。根据 RTOG 分级：0 级为皮肤无变化；1 级为色素沉着/干性脱皮/出汗减少；2 级为触痛性或鲜红色红斑，片状湿性脱皮/中度水肿；3 级为皮肤褶皱以外部位的融合湿性脱皮，凹陷性水肿；4 级为皮肤溃疡、出血、坏死。

根据临床表现的不同分为干性皮肤反应和湿性皮肤反应。干性皮肤反应主要症状是皮肤起皮干燥、产生红斑、色素沉着、脱皮，部分患者会出现皮肤带有烧灼感、刺痒感，但是没有液体渗出。湿性皮肤反应主要症状是湿疹、水疱，重者破溃、糜烂伴继发感染。

（2）放射性直肠炎：一般分为急性放射性直肠炎和慢性放射性直肠炎。急性放射性直肠炎以腔内放疗多见；慢性放射性直肠炎是指放疗结束后症状反复迁延至 3 个月以上或 3 个月后才开始出现由放射线引起的直肠黏膜损伤症状等。

宫颈癌放疗的患者在放疗过程中会出现不同程度的放射性直肠炎的症状，主要表现为：腹痛、腹泻，肛门坠胀感、里急后重、大便带黏液或带血，出现这些症状时，减少对直肠的刺激，防止便秘，增加饮水量，加强营养，同时预防感染。

（3）放射性膀胱炎：宫颈癌放疗期间出现尿频、尿急、排尿时疼痛、排尿困难、尿中带血的症状，这是膀胱黏膜受射线照射出现充血水肿引起的。

（4）放射性阴道炎：放射治疗过程中阴道受射线照射，阴道黏膜充血、水肿及表层脱落、形成溃疡，期间如果发生炎症，阴道会发生粘连而出现阴道狭窄、闭锁，影响其生理功能。

（5）骨髓抑制：宫颈癌放疗中骨盆会或多或少地受到照射，骨盆中髂骨等扁骨是人体重要的造血器官，受到照射后会引起白细胞及血小板减少，根据骨髓抑制发生的程度给予相应的处理，一般情况下根据患者病情如白细胞的值低于 $4.0 \times 10^9/L$，血小板的值低于 $80 \times 10^9/L$ 时要考虑暂停放疗。

（6）胃肠道反应：放疗过程中，以外照射患者为主，会出现食欲减退、恶心呕吐、腹部疼痛、腹泻等反应。反应轻的患者给予相应对症处理即可，反应严重的患者需要调整放疗计划甚至暂停放疗。

（7）机械损伤：主要发生在宫颈癌腔内照射操作过程中，子宫穿孔和阴道撕裂最多见，在取放施源器和探宫操作中动作需轻柔，询问不适感受，严禁粗暴操作，如有任何不适，立即停止操作。

（吴丽）

50. 宫颈癌放疗的不良反应应该怎样预防和护理？

放疗不良反应重在预防，出现放疗不良反应后及时对症进行处理。

（1）放射性皮肤反应的预防及护理：①放射性皮肤反应的预防，放疗期间穿宽松柔软的棉质衣物，防止表面粗硬衣物摩擦损伤皮肤；勤剪指甲，勿用手搔抓及撕扯皮屑；照射野皮肤避免日光直晒，外出需打伞或戴帽子、丝巾遮挡；皮肤清洁方面可以使用温热清水，用软毛巾轻轻沾洗，不可用力搓擦，温度适宜，避免过冷过烫，清洁后晾干局部皮肤，或使用缓慢水流清洗，保持照射野皮肤清洁干燥，禁忌使用香皂、肥皂及沐浴露、润肤露等化学品，也不可随意搽涂护肤品、药物及消毒液；禁忌冷热敷；照射野皮肤不可穿刺和贴胶布；同时要遵医嘱正确使用皮肤保护剂。②放射性皮肤反应的护理，坚持保护性预防措施，根据皮肤反应的程度采取不同的护理措施。一般在干性反应阶段，从放疗开始就使用皮肤保护剂外涂照射野皮肤进行防护，涂抹范围大于照射野外围1 cm，涂抹厚度为1~2 mm，当反应加重出现湿性反应时，停用外涂膏状保护剂，局部用生理盐水清洁后喷涂促表皮生长因子类药物如金因肽或康复新液，尽可能暴露照射野皮肤。皮肤反应严重者暂停放疗，局部外科换药。

（2）放射性直肠炎的预防及护理：①放射性直肠炎的预防，放疗摆位后固定体位，避免咳嗽及体位移动；放疗前排空大便，放疗时膀胱容量保持与定位时一致，才能保证肿瘤组织照射的精准性和减少周围直肠黏膜的受照量，达到预防放射性直肠炎的目的，同时还要避免紧张焦虑。②放射性直肠炎的护理，出现放射性直肠炎时不要紧张，轻度腹泻服用蒙脱石散止泻，配合药物保留灌肠，腹泻严重时，遵医嘱补液纠正酸碱失衡和电解质紊乱。如果出现了严重的放射性肠炎，遵医嘱及时进行药物保留灌肠。灌肠方法：宜在晚上进行，嘱患者睡前 30 分钟排空大小便，使用型号适宜的一次性肛管，插入深度 10～15 cm，用 50 mL 注射器抽取灌肠液，匀速缓慢推药，拔除肛管后，患者卧床休息 1 小时以上再排便，半小时后可变换体位，以利于药液吸收。③加强肛周皮肤的清洁及护理，保持肛周皮肤处于清洁、干燥的状态，解便后用无刺激的婴儿湿巾擦拭，再使用温水清洗，清洗后保持局部干燥。穿纯棉、宽大、舒适内裤，避免粗硬衣物摩擦及搔抓。观察并记录大便次数、量、性状及颜色。

（3）放射性膀胱炎：每次放疗膀胱的容量保持与定位时一致，放疗前 1 小时排空膀胱，解小便后 10 分钟内饮水 500～1 000 mL，至放疗前不再解小便，定位 CT 和放疗时必须使用严格的统一准备策略。平时也要多饮水，不渴也要喝水，每天 2 000 mL

以上；注意个人卫生，保持尿道口清洁及干燥，防止感染，当出现膀胱刺激症状及血尿时，遵医嘱给予止血、消炎、利尿等治疗，严重时遵医嘱暂停放疗。

（4）放射性阴道炎：阴道冲洗是宫颈癌放疗的重要辅助手段，放疗开始即坚持阴道冲洗，可以减轻阴道黏膜充血、水肿，并能清除放疗后坏死组织，提高放射敏感度，预防阴道狭窄、粘连，预防分泌物聚集引发的感染。如果出现感染，遵医嘱对症抗感染治疗。

阴道冲洗方法：详见本书第 55 问。

（5）骨髓抑制：放疗期间每周复查血常规至少 2次，如白细胞和血小板低于正常值，要视情况考虑放疗是否要暂停，并进行相应的对症治疗和护理，每天进行病房空气消毒 30 分钟，每天早晚开窗通风半小时，拒绝探视，减少人员聚集，进行升白细胞和升血小板治疗，正常后方可恢复正常放疗。同时加强营养，多休息，防寒、保暖、穿衣、戴帽符合季节天气，保持冬暖夏凉着装，预防感冒。

（6）胃肠道反应：积极对症处理，如果不良反应严重要调整放疗计划或考虑暂停放疗。

（7）机械损伤：后装治疗时选择合适的施源器，安装和取放施源器时动作轻柔，严禁暴力操作，以防损伤阴道黏膜，有任何不适及时告知医务人员，操作过程中如发现有突然出血或剧痛，应检查有无阴道损伤，如有裂伤应立即中止治疗，充分冲洗阴道，局部用消炎药，避免感染、促进愈合；如裂伤较深或有活动性出血，应及时缝合处理。

（吴丽）

51. 宫颈癌放疗期间该怎样吃?

宫颈癌放疗期间饮食原则：

（1）食物应新鲜、多样，合理搭配，放疗期间患者应在平时进食的基础上增加优质蛋白的摄入，如虾、鱼、鸡、鸭、牛等肉类，蛋、奶、大豆类，每天摄入蛋白质 1.2～2.0 g/kg。主食可适当增加粗、杂粮，如红薯、荞麦、小米、燕麦等。应吃新鲜蔬菜每天 300～500 g，新鲜水果每天 200～400 g，适量的油脂类。

（2）戒烟酒，避免油炸、熏烤、腌制食品，采用蒸、煮、炖、烩等烹饪方式，每天摄入盐不超过 5 g。

（3）少食多餐，进食易消化食物。

（4）无食物过敏及胃肠道不适，没有合并糖尿病、高血压、痛风等特殊疾病的患者，不需要特别忌口。

（5）放疗期间患者应多喝水，每天饮水 2 000 mL 左右。

（6）出现腹泻的患者，应进食少渣饮食。避免进食刺激性强、粗纤维、产气多、油腻食物。腹泻严重者暂禁食，遵医嘱静脉给予水分、电解质及营养制剂。

（7）合并贫血的患者，可多进食动物的肝脏、瘦肉、菠菜等含铁丰富的食物；多食猕猴桃、橘子、绿叶蔬菜等富含维生素的食物。

（8）如出现进食明显减少或体重明显下降，应及时告知医生。请营养科医生会诊，给予相应的肠内营养制剂或辅助静脉营养支持治疗。进食营养制剂应从少量开始，如无腹痛、腹泻等不适，可增加剂量和次数。

（邢燕）

52. 如何预防放射性皮肤损伤？

保护好放射野皮肤是预防放射性皮肤损伤的关键，保护的基本原则是保持局部清洁、干燥，避免摩擦损害。

（1）衣服的选择：宜选择宽松、柔软、吸水性强的棉质内衣裤。

（2）保持局部皮肤的清洁干燥，避免刺激：局部用柔软的婴儿毛巾或柔软的面巾纸轻轻用温水沾洗，不可搓擦，避免使用粗糙毛巾。禁止用肥皂、沐浴露；不可随意涂擦药物、护肤品及贴胶布；禁用热水浸浴；禁用酒精、碘酒；禁止冷、热敷。照射野皮肤禁忌搔抓撕皮，勤剪指甲、勤洗手。防止射野皮肤受到刺激造成损伤。在室内，可暴露会阴部及腹股沟，使局部皮肤通风、干燥。

（3）射线防护剂的使用：放疗一开始，即在放射野（下腹部、会阴部、肛周）皮肤涂抹或外喷射线防护剂（拜达通、比亚芬、伯格曼、爱贝乐、奥克喷等），保护照射野皮肤。每天3次，即早上、放疗后、晚上。如发生皮肤破损或其他情况，及时向医护人员寻求帮助。

（邢燕）

53. 发生放射性皮肤损伤时该怎么护理？

出现干性反应时可继续使用皮肤保护剂，注意保护局部皮肤，禁止搔抓及摩擦。一旦出现湿性反应时，应停用比亚芬等皮肤保护剂，局部用生理盐水清洁后喷涂金因肽或康复新液，尽可能暴露照射野皮肤；出现大面积的破皮或脓性分泌物较多时，应停止放疗，局部给予换药处理。

（邢燕）

54. 为什么宫颈癌患者在放疗中和放疗后需要进行阴道冲洗？

宫颈癌患者行盆腔的体外照射和腔内照射，会出现不同的放射反应，可引起放射性阴道炎、阴道狭窄和粘连。阴道粘连直接导致性生活质量下降，甚至无法进行性生活，从而给婚姻关系带来危机。阴道粘连还可导致宫颈管引流不通畅，从而引起宫腔积液，若合并感染，还会导致宫腔积脓，给患者带来痛苦，影响生活质量。防止阴道粘连、狭窄的关键就是有效的阴道冲洗。有效的阴道冲洗既可清除宫颈坏死脱落组织，又可清除阴道壁的脱落组织，预防感染。还能增加放疗的敏感性。阴道冲洗可促进受损阴道上皮细胞的修复，避免粘连以及狭窄的发生。同时，还可促进局部的血液循环，有利于炎症的吸收与消退。

（邢燕）

55. 阴道冲洗应该怎么做?

用物准备:窥阴器式冲洗器、38～41℃温开水500～1 000 mL、毛巾、阴道润滑剂。

冲洗方法:冲洗器盛温开水500～1 000 mL,挂在距坐位约80 cm高的挂钩上,打开开关将管道空气排空,冲洗头流出水后关闭,患者取蹲位或坐位(自备矮凳),冲洗头先用润滑剂涂抹(很重要),然后缓慢插入阴道,动作一定要轻柔,如果没有做过手术的,冲洗头插入的长度为7～8 cm,如为术后,插入的长度为遇阻力后退出0.5 cm。然后打开开关,先冲洗一侧阴道壁及穹隆,后转动至另一侧冲洗,直至液体冲洗完,冲洗完毕,取下冲洗器,用干净柔软毛巾轻轻沾净外阴部的水。用凉开水将冲洗器洗干净,冲洗器晾干可重复使用,建议3～7天更换一套,有条件者每天更换。

冲洗频率:治疗期间每天2次,一直坚持到治疗后半年,如无特殊情况,可改为每周冲洗1～2次,坚持2年以上。

注意事项:使用的冲洗器头应光滑,避免使用粗糙的产品；动作一定要轻柔，以免用力过大碰破癌组织造成出血或因用力过大引起疼痛或阴道损伤；宫颈癌术后患者，应在阴道残端伤口愈合后才行阴道冲洗；冲洗时要掌握冲洗的力度和冲洗头插入的深度，并注意一定要将阴道扩开，达到冲洗和扩张的效果；出现任何不适（如头晕、阴道流血等情况）应暂停冲洗，报告主管医生或护士后遵医嘱处理。月经期、有活动性阴道流血患者不宜阴道冲洗。

（邢燕）

56. 什么是放射性直肠炎？

要说放射性直肠炎，那还得先说说放疗，放疗是治疗恶性肿瘤的最有效手段之一，通过射线使肿瘤细胞的 DNA 键断裂，从而使肿瘤细胞凋亡，肿瘤缩小甚至消失，但其对正常组织所产生的损害却也不得不引起重视，根据放疗的部位不同，产生的不良反应也不同，上腹部肿瘤放疗产生胃肠道反应，如恶心、呕吐、胃肠炎等；头颈部肿瘤放疗产生皮肤黏膜反应，如皮肤红斑、烧灼感、溃疡、干燥以及口腔的黏膜炎、溃疡等；胸部肿瘤放疗产生放射性肺炎、放射性食管炎；盆腔肿瘤放疗产生放射性膀胱炎、放射性直肠炎等，这里我们要说的重点就是放射性直肠炎。

放射性直肠炎是指因盆腔恶性肿瘤（如宫颈癌、子宫内膜癌、卵巢癌、膀胱癌、直肠癌等）患者，在接受放疗后引起的直肠放射性损伤，据文献统计，大约70%的患者会出现肠道炎症症状，其中的50%又会发展成为慢性肠道疾病。放疗导致的放射性直肠炎的发生率一般为6.4%～21.6%，研究显示，不同人群的发生率有所不同，消瘦、女性和老年患者在接受盆腔放疗后，放射性直肠炎的发生比例会明显增高。而从病种上来说，宫颈癌患者的发生率可达80%，这是为什么呢？一方面是因为解剖结构，子宫、直肠和膀胱是好邻居，宫颈在接受射线的同时，直肠黏膜也受到了"连带"损害，影响其再生及自我修复功能，最终使患者出现肠道黏膜损坏的临床症状；另一方面是因为放疗（包括体外照射和腔内照射），放疗是宫颈癌的主要、有效治疗方式，使用根治剂量的放疗可使很大一部分患者得到治愈，但这种高剂量的射线本身就可导致其发生放射性直肠炎；此外，辅助化疗、同步放化疗情况也是导致放射性直肠炎的元凶之一，因此，宫颈癌患者在这方面要特别注意预防。

下面我们来看看放射性直肠炎到底都有多"凶猛"。它多表现为里急后重（即下腹部不适，很想解大便，然而又解不出来，或者解一点点，感觉没解完）、肛门坠痛、腹痛、腹泻、便血、便频、便急、便秘、黏液粪便等。以上这些症状可以单发，也可以多种症状并存，可发生在放疗期间，也可发生在放疗后的数月至数年不等，根据起病时间及病程变化情况，以3个月为界，分为急性放射性直肠炎和慢性放射性直肠炎，急性放射性直肠炎症状大多在放疗开始后较短时间内出现，多数在3个月内恢复，发生比例约为75%；另外，部分患者的症状可迁延、反复超过3个月，即慢性放射性直肠炎，保守估计占比为5%～20%。

看了上述放射性直肠炎的症状和各种各样的发生率数据，也许会让阅读的你产生担忧，但是事情总有两面性，我们看到了放疗带来良好效果，也要了解与之伴随的不良反应，所谓十全九美，对于这个问题，只要我们在身体上和思想上有所准备，早预防、早发现、早治疗，及早采取相应的干预措施，配合医生和护士的治疗，是可有效缓解症状或控制疾病进展的。

（李彩霞）

57. 放射性直肠炎该怎么预防和护理？

上一问题我们讲了什么是放射性直肠炎，放射性直肠炎是怎么产生的，那放射性直肠炎到底该怎么预防？如果实在避免不了，发生了放射性直肠炎的患者，又该如何处理呢？

关于如何预防，我们需要清楚这几点：

（1）放射线是导致放射性直肠炎的根本原因，照射剂量越高，发生率越高，因此，减少放射性损伤是关键。与传统的二维放疗技术相比，现在不论是在技术上还是放疗机器上都有了很大的进步，现在的放疗都是三维和四维，都是在图像引导下进行的精准放疗技术，如三维适形放疗等，放疗机器也更新很快，目前比较先进的 TOMO 和核磁加速器等都能降低放射性直肠炎的发生率，因其"精准性"，能在提高靶区照射剂量的同时减少肠道的照射剂量。

（2）放射治疗前排空大便，以减少直肠过量照射；放疗中注意保持固定体位，避免移位，因为一旦位置有变化，就可能导致本来该照射肿瘤的高剂量照到了直肠正常组织，可能引起严重不良反应，所以保持正确的位置能在一定程度上减轻放射线对肠道的损伤。

（3）患者在放疗之前，适量将维生素 B_{12} 与肠黏膜保护剂（如硫糖铝）结合起来使用，可降低放射性直肠炎的发生率；在放疗过程中，谷氨酰胺能维持肠道黏膜上皮结构的完整性，益生菌如乳酸杆菌、肠球菌、双歧杆菌等能调节肠道菌群，增强肠道屏障功能及调节免疫功能，从而降低放射性肠炎的发生率。另外还有一种药物——氨磷汀能保护正常组织，有效降低放疗带来的肠道损伤，且不降低放射线对肿瘤的杀灭作用。

关于放射性直肠炎如何处理，除上述的预防措施应继续坚持执行外，还要注意以下几点：

（1）应用抗炎药物控制炎症反应，包括口服和灌肠，详情遵医嘱即可。

（2）止泻：临床上常用蒙脱石散和盐酸洛哌丁胺胶囊。蒙脱石散是吸附类止泻药，对消化道内的病毒、细菌及腹泻产生的毒素有固定和抑制的作用；盐酸洛哌丁胺胶囊则是直接抑制肠道蠕动和收缩，使活动过于频繁的肠道恢复正常的运动频率，但腹泻停止后需停用，以免引起便秘。

（3）饮食方面：注意卫生，多进食清淡且易消化的食物，避免食用辛辣、生冷、凉拌及易产气的食物；不要吃路边摊，虽然味道好、吃着香，但是怕不卫生，加重肠道反应。注意合理安排饮食结构，选择高蛋白、高维生素、低油类食物更健康，同时注意保持大便的通畅，养成定时排便的习惯。适当时候可遵医嘱进行肠外营养支持。

（4）皮肤护理：需要穿纯棉、宽松、透气的内裤，以减少肛周皮肤的摩擦，损伤皮肤黏膜；坐位时应保持双腿外展，以增加会阴部皮肤与空气接触面，降低因空气不流通导致的皮肤潮湿，保持皮肤的清洁、干燥；减少不必要的下床活动时间，因行走时腿部间的摩擦会对肛周皮肤带来二次伤害；排便次数多的时候，肛周皮肤容易出现红肿、疼痛的情况，可在每次排便后使用无刺激的婴儿湿纸巾或软毛巾蘸取温水清洗，切记不要用力擦拭，不要使用肥皂、香皂等含碱性清洗剂的清洁用品；局部皮肤可涂氧化锌软膏，防止皮肤溃烂。生活不能自理者，可由照护人员用生理盐水清洗肛周皮肤后，再外涂造口护肤粉，早晚各使用 1 次，以帮助肛周皮肤愈合。痔疮急性发作者可予马应龙痔疮膏、肤痔清软膏等外涂以缓解症状。

（5）保留灌肠：一般遵医嘱使用局部麻醉药物（利多卡因）、地塞米松、康复新液、表皮生长因子、硫糖铝、中药等药物，保留灌肠时间最好在晚上睡前灌肠比较适宜，因此时日常活动减少，肠蠕动减慢，利于灌肠药物的吸收，灌完后应卧床休息，半小时更换 1 次体位，尽量保留 1 小时以上再排便。

（6）高压氧治疗：它可以改善放射性直肠炎的组织缺血缺氧、血管内皮损伤及微循环障碍，提高血氧含量，促进溃疡愈合及组织的快速修复，联合保留灌肠效果会更显著，但是该项治疗的费用高，对相应的设备要求也很高。

（7）缓解腹痛：腹部艾灸、热敷及药物可缓解疼痛，症状明显者，应与医生沟通，暂停放疗。

（8）控制出血：少量出血不要紧张，加强观察，若出血量较大，可局部加压止血，也可使用药物止血；对于大出血的患者需在内镜下或急诊手术止血，必要时暂停放疗、及时输血。

（9）心理问题：肿瘤的诊治会给患者在身体和心理上造成双重打击，很容易滋生焦虑、恐惧、抑郁等负面情绪，这是正常的情绪变化，但却不能就此放任不管，应及时地和家人沟通，向主管医生及护士倾诉，寻求专业的帮助，也可找同病室病友倾诉，寻求关怀与安慰，切不可独自消化，长时间的负面情绪不仅不利于治疗，也容易走极端，若能及时地倾诉并得到心理疏通，患者一定能顿悟，豁然开朗，以积极的心态面对未来的治疗和生活。

（10）手术治疗：外科手术通常是在上述各种治疗都没有较好预后的情况下，才考虑使用的一种方法，如合并肠梗阻、肠穿孔、肠道狭窄、顽固性肠出血，或反复保守治疗无效的顽固性症状，如直肠出血、肛门疼痛等。

放射性直肠炎的处理措施是因人而异的，每个人的反应不同，处理也不同，有些简单，有些繁杂。放射性直肠炎是宫颈癌放疗的常见严重并发症，严重影响患者的生活质量，最好的治疗是"治未病"，即最大程度上地去预防，积极做好预防措施才是关键。

（李彩霞）

58. 宫颈癌患者放疗期间出现阴道流血情况怎么办？

宫颈癌放疗时，常伴有放射性的阴道炎症，阴道壁的黏膜放疗后容易充血水肿，加上肿瘤本身容易导致出血，所以在治疗和阴道冲洗的过程中，阴道少量流血很正常，患者不必过分紧张，及时告知主管医生，注意观察即可；患者通常在阴道冲洗2个月以后，阴道壁的毛细血管纤维化而不再充血，出血症状就会减轻或者消失。

若是肿瘤破溃而导致的出血，这种情况下出血量相对较多，需要暂停阴道冲洗，有时瞬间出血可达数百毫升或更多，甚至可导致患者休克，危及生命，所以发生大出血首要原则是立即止血。医生会根据出血量的多少来进行一系列的处理措施，如阴道填塞纱条止血、药物止血、后装止血、介入手术栓塞出血血管、外科手术结扎髂内动脉止血等，必要时还要进行静脉输血的治疗。反复出血的患者还可能会留置尿管，这样做的目的是避免小便用力致纱布松动脱落，影响止血效果；同时应该保持会阴部的清洁干燥，血液是细菌的良好培养基，因此，要及时更换污染的床单及衣物。除去以上提到的措施，患者还应注意自身情绪的调节，通常情况下患者都会感到极度的恐惧和紧张，负面情绪可能会加重出血，患者可采取深呼吸、听轻音乐、转移注意力等方式，尽量平复自己的心情，相信医生和护士会处理好，遵医嘱卧床休息，预防便秘，保持大便通畅。

（李彩霞）

59. 宫颈癌患者放疗期间出现贫血怎么办?

宫颈癌患者在接受放疗的过程中很容易发生贫血,属于常见并发症,其症状表现为乏力、嗜睡、抑郁、呼吸困难等,对患者的体能、精神状态及治疗效果都有很大影响,生活质量也会随之下降。同时贫血造成的肿瘤细胞乏氧会降低放疗的敏感性。

宫颈癌发生贫血的原因有很多,大多数宫颈癌是以接触性出血就诊,长期慢性失血、肿瘤本身的因素、宫颈癌放疗照射盆腔会导致贫血,盆腔内髂骨等扁骨是人体重要的造血器官,照射后造血功能障碍。同步放化疗也对骨髓造血功能造成损害。另外,患者营养状况差、急性大出血等均是导致贫血的原因。血红蛋白是判断贫血的指标,当男性 <120 g/L,女性 <110 g/L 时就可以称为贫血,宫颈癌患者的贫血类型多为缺铁性贫血,那么贫血了应该怎么做呢?可以从药补 + 食补 + 去除病因三方面入手。

药补:

(1)口服补铁剂:片剂或口服液均可,常见的药物有硫酸亚铁片、多糖铁复合物胶囊、葡萄糖酸亚铁和琥珀酸亚铁等。

（2）注射针剂"益比奥"，它可以治疗非骨髓恶性肿瘤在放化疗后引起的贫血。

（3）静脉输注铁剂：常用的"蔗糖铁"可以快速补充铁元素，纠正贫血。

（4）输血治疗：若血红蛋白＜60 g/L、短期内大量失血或为达到放化疗标准需快速纠正贫血的患者就需要输血治疗，具体情况视临床情况遵医嘱而定。

食补：

（1）高蛋白类食物：瘦肉、鸡胸肉、鸡蛋、蛋白粉（动物蛋白吸收率更高）、牛奶、鱼虾。

（2）含铁丰富的食物：五红汤（红枣、赤小豆、红皮花生、红糖、枸杞熬煮后饮用）、肝类（猪肝、鸭肝、鸡肝均可）、猪血、黄豆、菠菜、芹菜、铁皮菜、桂圆、枸杞、桑葚、紫菜、黑木耳、黄芪、党参等。

（3）注意事项：避免在口服铁剂的同时饮用茶水、咖啡、含钙和磷多的食物（如牛奶、花生仁），应间隔2小时左右再饮用，否则会影响铁的吸收；高脂肪食物、碱性食物能抑制胃酸分泌，也不利于铁的吸收，应多吃蔬菜水果，帮助铁元素的吸收。

去除病因：宫颈癌患者容易出现阴道流血，无论是长期的慢性出血，还是短时间内的大量出血，都易导致患者出现贫血的症状，因此，我们要做"开源节流"，即在补充血红蛋白的同时，也要防止其继续丢失，常用的方法是输注止血药物，但要想从根本上解决问题，还是要控制肿瘤的发展，这需要多学科的共同合作进行肿瘤综合治疗，如手术治疗、放化疗、免疫治疗、靶向治疗等。

纠正肿瘤患者的贫血情况，对患者本身和肿瘤的治疗都是必要的。上述三个方面的简要介绍希望能给肿瘤贫血患者带去一些启发，在治疗的过程中能更好地安排自己的饮食及生活。

（李彩霞）

60. 宫颈癌患者放疗期间为什么需要盆底肌肉锻炼？

在回答这个问题之前，我们首先要知道盆底肌到底是什么？盆底肌是指封闭骨盆底的一个肌肉群，该肌肉群犹如一张"吊网"，把尿道、膀胱、直肠、子宫、阴道等脏器紧紧地固定在其相应的位置，使它们"在其位，司其职"，发挥正常的功能。然而经过放疗后，这张"网"的弹性变差，"吊力"不足，就会导致"网"内的器官无法保持在正常的位置，随之出现相应的功能障碍，因此，维持盆底肌正常功能的重要性不言而喻。

宫颈癌在临床上一般需要手术联合放化疗或根治性放化疗的方式进行治疗，但不论哪种治疗方式，均会对患者造成较大的伤害。如手术易严重损伤盆底神经、肌肉和血管，放疗易导致局部组织肌肉纤维化，弹性减弱或消失，最终导致患者阴道狭窄、尿失禁（小便不自主地流出）或尿潴留（排尿不尽），严重影响患者的诊疗、日常生活和夫妻生活。临床许多患者是在做完手术后再做放化疗，如此"双重伤害"下，学会盆底肌锻炼就具有很大的治疗和康复意义。

（李彩霞）

61. 如何进行盆底肌肉锻炼?

说到盆底肌锻炼,就不得不提凯格尔运动,它是 1948 年美国的一位妇科医生发明的,最初目的是治疗产后尿失禁,如今针对宫颈癌患者同样适用。但是盆底肌收缩到底是种什么样的感觉呢?

寻找盆底肌收缩最常用的方法就是在小便的过程中中断尿流,注意感知你是如何阻断尿流的,你中断尿流时所用的肌肉就是盆底肌,当你放松盆底肌时,剩下的尿就会继续流出来。但此法只是帮助患者找到盆底肌收缩的感觉,而不应作为凯格尔运动的日常训练,因为在排尿过程中反复中断尿流,除了会扰乱你排尿的神经控制外,还容易造成尿路感染。一些盆底肌肌力弱,或者对肌肉运动感知能力较低的患者,可能需要借助仪器来辅助训练,如盆底生物反馈治疗仪,能帮助患者准确地感知到盆底肌收缩的感觉,熟悉之后再独立进行凯格尔运动。

凯格尔运动具体的训练方法为提肛运动及收缩盆底肌,即患者在不收缩下肢及臀部肌肉的情况下做收缩肛门的动作,感受忍住大便、肛门被收紧和提起的感觉，吸气时尽力收缩肛门努力维持 10 秒，还原后呼气时放松腰部，每次休息 10 秒，连续做 15～30 分钟，练习末期进行 3～5 次快速地收缩，每天做 300～500 次。另外，收缩盆底肌持续 3～5 秒，放松 3～5 秒，重复 10 次为 1 组，每天做 3 组，反复练习直到完全掌握，但要注意避免腿及臀部肌肉的参与，训练不受体位的限制，可以躺着、坐着或站立，找出最容易的锻炼姿势即可。

注意事项：

（1）进行凯格尔运动之前，最好排空小便，如果憋尿去做练习，相当于是负重运动，盆底肌肉就达不到很好的治疗效果。

（2）盆底肌肉运动不是腹部的收缩运动，除盆底肌外其他肌肉均需放松，因此，在做该运动时，可用手摸着腹部，若腹部没有明显的起伏和震动，那么收缩运动就做正确了。

（3）用手指感觉收缩情况：清洁双手及会阴部后，将一根手指放入阴道口或肛门口来感觉收缩的情形，若手指能感觉到收紧或放松，便是正确的。

（4）注意在收缩的同时需要保持正常的吸气和

呼气，这个运动可以不受时间、空间和姿势的限制，随时随地都可以进行。

（5）每次肌肉收缩后，需要充分放松，休息时间和收缩时间大致相同，有利于保持肌肉收缩的耐力，减少肌肉疲劳。

（6）坚持训练：一般需坚持训练 3 个月至 1 年才会有效果，如果长期坚持训练效果会更佳。

（7）有条件的患者，还可在凯格尔运动的基础上，结合普拉提运动，效果会更好。

（李彩霞）

62. **宫颈癌患者为什么会发生下肢淋巴水肿？**

王女士做了宫颈癌手术后，放化疗才不久，最近小腿变得越来越肿胀，原来修长的美腿突然变成了"大象腿"，小腿比之前粗了一倍多，很长时间都无法恢复原状，吓得她赶紧去医院复查，结果医生诊断是下肢淋巴水肿了！

可能大家在生活中都听说过淋巴结，知道它们存在于人的腹股沟、脖子和腋窝等处，其实淋巴结存在于我们全身，独自形成一套淋巴系统，与血液系统一起为人体工作，将身体内不需要的多余体液以尿液的形式排出体外。淋巴系统在受伤、感染、手术或放疗后可能受损或阻塞，液体无法有效排出，就会导致局部肿胀。手术是治疗宫颈癌的重要手段之一，术后也常常采用辅助放化疗的方式进行治疗，虽然能够有效地抑制癌细胞进展，但同时也有可能会损伤淋巴系统，可发生于四肢及外生殖器，其中以下肢最为多见，王女士之所以会出现下肢淋巴水肿，就是因为她做了宫颈癌手术和放化疗，损伤了淋巴系统。

下肢淋巴水肿一旦发生，往往伴随终身，难以治愈，对患者的心理、生理都会造成严重的损害，并且影响治疗效果与预后。因此，在治疗过程中，如何防止下肢淋巴水肿，成了患者急需了解的内容。

（李彩霞）

63. 下肢淋巴水肿该怎么预防？

一旦出现下肢淋巴水肿，患者最明显的感觉是肢体变得肿胀，有的甚至肿成"大象腿"，裤子也"变小了很多"，还伴随着一系列的症状，如皮肤粗糙、紧绷感、麻木感、刺痛等。那该如何预防呢？知其然，还要知其所以然，研究显示，下肢淋巴水肿的原因在于：

（1）随着年龄不断增长，机体各器官功能逐渐下降，淋巴管不断减少，淋巴引流代偿能力、自主修复能力也会随之降低，老年宫颈癌患者免疫力与体能较差，相对来说发生概率会更高。

（2）长期站立位会增加下肢淋巴负荷，影响淋巴回流，增加下肢淋巴水肿发生概率。

（3）放化疗可损伤淋巴回流通路，放疗时间越长则上述现象越严重，其发生的风险也越高。

（4）手术清扫盆腔淋巴结，可引起淋巴管和淋巴结缺损，清扫数量越多则淋巴管系统的损伤情况越严重，进而增加下肢淋巴水肿发生率。

（5）其他原因：如肿瘤侵犯堵塞淋巴管或放疗

后引起淋巴周围组织纤维化、僵硬等也可增加淋巴水肿的发生率。

针对淋巴水肿发生的危险因素（年龄、长时间站立、放化疗、淋巴结清扫等），有以下几点措施可供预防：

（1）定期随访，老年宫颈癌患者更应密切关注小腿的腿围变化，了解放化疗的注意事项和下肢淋巴水肿的临床表现，充分掌握早期淋巴水肿的识别方式。

（2）宫颈癌手术或放化疗后要保持体重和身材，避免过度肥胖，还要增强机体抵抗力，避免泡温泉、蒸桑拿等，平时应佩戴弹力袜（推荐3级弹力袜），预防性地进行腿部按摩，帮助淋巴液回流。手法按摩方法为：从下肢踝关节开始，按摩腿部肌肉直至大腿根部，并用环状推进、静止旋转、环形排空、旋转挤压等手法，注意动作应轻柔。

（3）禁止在有淋巴管破坏或进行过淋巴管手术的肢体进行输液治疗。

（4）术后尽早实施功能锻炼，减少长期静卧或站立时间，早期可在床上实施膝关节、髋关节、踝关节等主动、被动运动，如主动抬高患肢、足踝"环转"运动、跖屈和背屈运动等，根据病情恢复情况进行爬楼梯、慢跑、快走、骑自行车等运动；但患肢或高危肢体的体力活动，应在医生的指导下进行。

（5）化疗期间减少高纤维、高饱和脂肪酸食物摄入。

（6）术中清扫淋巴结时，需最大限度地降低淋巴管阻塞与损伤程度；严格掌握放疗适应证，精确放射剂量，减少盆腔正常淋巴管的损伤。

看了以上列举的措施，关于如何预防下肢淋巴水肿，您是否已经心中有数了呢？

（李彩霞）

64. 宫颈癌患者出现下肢淋巴水肿该怎么办？

患者应在宫颈癌治疗后进行定期随访，发现问题时应及早就医，下肢淋巴水肿目前常用以下方法治疗：

（1）保守治疗及手法引流综合消肿治疗（CDT）：这是目前最好的一种治疗方法，适用于早中期有症状的下肢淋巴水肿，出现这种情况应该尽早到肿瘤专科医院淋巴水肿门诊进行专业的处理，不能自行在家采用道听途说的土方法或所谓的"偏方"，淋巴水肿门诊会采取包括手法淋巴引流、皮肤和指甲的护理、多层压力绷带加压包扎并指导一些治疗性锻炼等，详情遵照专业淋巴治疗师的指导执行即可。

（2）药物治疗：药物的选择也是因人而异，根据个人下肢淋巴水肿的程度、症状轻重，遵医嘱可用复方中药"淋巴方"，它的主要成分为苦参和丹参，可抑制皮肤纤维化及脂肪的沉积、抗炎和改善微循环，能有效治疗淋巴水肿及其并发症。其他的传统方法，如中药外敷、穴位贴敷等也可在专业中医药医生的评估和指导下试用。西药的治疗效果较为局限和不确定，主要用于对抗局部炎症、皮肤纤维化和其他并发症的发生。

（3）外科手术治疗分为两种：一种是还原性手术，即切除患肢多余的纤维和脂肪组织；另一种是移植或重建手术，即恢复淋巴组织的连续性和功能。

手术治疗的核心理念是恢复正常的淋巴引流，切除异常的皮肤组织。手术的选择也是需要在专业医生的建议下进行，不是每个患者都可以手术治疗，还要考虑到患者有无其他合并疾病等，适合的才是最好的，上述两种方法针对不同的人效果可能也不尽相同，有的效果可能好一点，有的可能差一点，一般应用在保守治疗失败的严重的中晚期下肢淋巴水肿并严重影响生活质量的患者。

（李彩霞）

65. 宫颈癌患者放疗期间能过性生活吗？

宫颈癌患者放疗期间不能过性生活。放疗期间由于放射线的作用，阴道黏膜会有不用程度的充血、水肿等放射性阴道炎反应，如果在放疗期间过性生活会加重放射性阴道炎的症状，引起阴道破损、疼痛、出血、感染；放疗期间患者身体还处在一个应激状态下，各种放疗不良反应及心理障碍会引起性交困难，也难以达到性高潮，会对后期的性生活造成阴影和不良感受，因此，放疗期间不能过性生活。

（唐丽琴）

66. 宫颈癌患者放疗后多久能过性生活？

宫颈癌患者放疗结束 3 个月后行妇科检查，阴道黏膜和宫颈无异常可以恢复性生活。放疗后阴道内壁弹性降低，阴道分泌物减少，阴道干燥，适当恢复性生活有利于防止阴道粘连、狭窄、闭锁。

（唐丽琴）

67. 宫颈癌患者放疗后过性生活需要注意哪些事项？

宫颈癌患者放疗后阴道分泌物减少导致阴道干涩，性生活时需局部使用润滑剂，否则容易引起不适而产生性生活阴影；放疗后阴道壁弹性降低，阴道上皮变薄，可在专业医生指导下给予雌激素替代治疗，保持阴道壁弹性；放疗后阴道狭窄的可选用适当的阴道扩张器，每天 2 次，每次 10 分钟，防止阴道挛缩而无法过性生活；爱的力量是无穷的，这个时候最需要丈夫深情的体贴，温暖的关心，癌症不会通过性生活传染的，适当的性生活不但不会加重病情，反而对患者的康复非常有利，患者身心愉悦，免疫功能也会增强，身体恢复得更好，能够早日回归家庭、回归社会。

（唐丽琴）

68. 宫颈癌患者的丈夫在性生活方面该怎么做？

宫颈癌患者的丈夫在性生活方面应该稍微保持节制，频率上少一点，阴茎插入阴道浅一点，动作慢一点，同时要多关心患者，询问患者的感受，询问患者有无不适，如有疼痛、出血应该马上暂停，出血量大的需要到专业医疗机构进行处理。丈夫的关爱在宫颈癌放疗患者性生活恢复及性生活质量上起决定性作用，多交心、谈心，尽最大努力关心、体贴患者，随时保持和患者一起战胜病魔的决心，对患者永不放弃、永不抛弃。

（唐丽琴）

69. 为什么宫颈癌患者放疗后需要定期复查？

宫颈癌患者放疗结束后看似治疗已经结束了，但是放射线的生物学效应还没有完全结束，还会持续对残余肿瘤和周围组织产生生物学效应，因此，治疗后2~3周要进行第一次复查，6~8周进行第二次复查，观察治疗效果并决定是否需要补充治疗，以后根据检查情况3~6个月复查一次，治疗后2年以上的6个月至1年复查一次。如有其他不适症状，如阴道流血、分泌物增多、腰骶部疼痛、下肢疼痛、下肢水肿、腹痛等需要立即就诊复查。

宫颈癌放疗后复查项目包括妇科检查、肿瘤标志物、盆腔MRI、全腹部彩超、浅表淋巴结超声检查（包括腹股沟淋巴结、颈部淋巴结）、胸部CT，必要时还需要做颅脑MRI及全身骨扫描。

（唐丽琴）

参考文献：

[1] 李烨雄. 肿瘤放射治疗学 [M]. 北京：中国协和医科大
　　学出版社，2013.

[2] 石汉平，凌文华，李薇. 肿瘤营养学 [M]. 北京：人民
　　卫生出版社，2012.

[3] 朱巧峰. 宫颈癌患者放射治疗皮肤反应的护理 [J]. 当
　　代护士（学术版），2012，(1)：64-65.

[4] 李惠年，刘萍，宋金梦，等. 宫颈癌放疗患者的护理
　　[J]. 广东医学院学报，2012，30 (3)：335-336.

[5] 殷蔚伯，余子豪，徐国镇，等. 肿瘤放射治疗学 [M].
　　北京：中国协和医科大学出版社，2018.

[6] 潘祯，冯素文. 年轻患者宫颈癌放疗预防阴道粘连及狭
　　窄的护理 [J]. 中国初级卫生保健，2013，27 (11)：
　　102-103.

[7] 吴晓玲，刘海华，江妙玲. 延续护理对出院后宫颈癌放
　　化疗患者阴道粘连的影响 [J]. 中华现代护理杂志，
　　2015，21 (34)：4152-4154.

[8] 周晖，白守民，林仲秋. 《2018NCCN 宫颈癌临床实践指
　　南（第一版)》解读 [J]. 中国实用妇科与产科杂志，
　　2017，33 (12)：1255-1261.

[9] 中国医师协会外科医师分会，中华医学会外科学分会结
　　直肠外科学组. 中国放射性直肠炎诊治专家共识（2018

版)［J］. 中华炎性肠病杂志（中英文），2019，3（1）：5－20.

［10］ NELAMANGALA V P N, KRISHNAMACHARI S. Chronic haemorrhagic radiation proctitis: a review ［J］. World J Gastrointest Surg, 2016, 8（7）：483－491.

［11］高静. 责任制优质护理全程追踪模式对宫颈癌化疗后癌因性疲乏和睡眠障碍的影响［J］. 齐鲁护理杂志，2015（24）：24－26.

［12］ YUAN Z X, MA T H, WANG H M, et al. Colostomy is a simple and effective procedure for severe chronic radiation proctitis ［J］. World J Gastroenterol, 2016, 22（24）：5598－5608.

［13］张惠，洪璐，赵德英，等. 宫颈癌根治性放疗后引起重度放射性直肠炎的原因分析［J］. 武汉大学学报（医学版），2017，38（4）：564－568.

［14］朱丽娜，武文辉，廖玮浩，等. 放射性肠炎的发病机制及其治疗进展［J］. 临床医学研究与实践，2018，3（7）196－198.

［15］马云. 宫颈癌放疗患者放射性直肠炎160例预防及护理体会［J］. 基层医学论坛，2013，（30）.

［16］陈雪峰，吴雪萍，沈杨芳. 完善肠道准备对宫颈癌急性放射性直肠炎的预防效果观察［J］. 中国乡村医药，

2019, 26 (14): 64-65.

[17] 孟继明, 王朝阳, 任学群. 谷氨酰胺对放射性肠炎的预防作用 [J]. 中国临床研究, 2014, 27 (8) 954-956.

[18] 陈健玲, 张静, 陈炬辉. 直肠癌术前采用调强放疗技术和常规放疗技术对放射性肠炎的影响 [J]. 中外医学研究, 2018, 16 (18): 60-61.

[19] 康中强, 沈永奇, 赖桂萍, 等. 放射性直肠炎的临床研究进展 [J]. 微创医学, 2019, 14 (5) 646-650.

[20] 蔺旭英. 放射性肠炎的预防及护理方法 [J]. 现代医学与健康研究, 2019, 3 (8) 94-95.

[21] 李春芳, 孙力. 高压氧联合药物灌肠治疗慢性放射性肠炎的疗效分析 [J]. 西南国防医药, 2018, 28 (6) 572-573.

[22] 张焕红. 妇科临床中阴道流血的病因及诊疗措施探析 [J]. 中国农村卫生, 2017.

[23] 于昕, 朱兰, 史宏晖, 等. 再次子宫动脉栓塞术治疗获得性子宫静脉瘘反复阴道流血临床疗效研究 (附7例报告) [J]. 中国实用妇科与妇科杂志, 2016 (5): 450-452.

[24] 赵骏达, 梁凌云, 殷艳. 子宫动脉栓塞术联合局部化疗对妊娠滋养细胞肿瘤合并大出血患者生育功能及生存质量的影响 [J]. 新疆医科大学学报, 2020, 43 (4):

462 - 465.

[25] 陆崇，刘魁凤，张凯娜，等. 中晚期非小细胞肺癌化疗相关性贫血临床特征分析 [J]. 实用医学杂志，2007，23 (17)：2681 - 2682.

[26] 吴国豪. 恶性肿瘤患者营养不良的原因及防治对策 [J]. 中华胃肠外科杂志，2010，13 (03)：170 - 172.

[27] 张耀东，瞿所迪. 促红细胞生成素的合理应用 [J]. 中国药房，2009，20 (23)：1825.

[28] 李承慧，胡冰. 肿瘤患者化疗期间贫血发生率及相关因素的探讨 [J]. 中华肿瘤防治杂志，2007，12 (14)：1825 - 1826.

[29] 文婧. 宫颈癌放疗患者阴道碘伏冲洗预防放射性阴道损伤 [J]. 内蒙古医学杂志，2012，44 (5)：621. 622.

[30] 罗丽群，邹舒倩，许银香. 盆底肌肉锻炼联合视频教育在宫颈癌术后放疗中的应用效果分析 [J]. 现代医药卫生，2015，3l (11)：1723 - 1725.

[31] 赵云慧. 盆底肌功能锻炼对妇科手术后患者的康复 [J]. 实用临床护理学电子杂志，2018，3 (43)：26，29.

[32] 王芳. 普拉提运动疗法对中青年宫颈癌根治术后患者膀胱功能和生命质量的影响 [J]. 中国实用护理杂志，2021，37 (16)：1240 - 1246.

［33］傅琦博，吕坚伟，蒋晨，等．生物反馈联合电刺激治疗宫颈癌根治术后尿潴留的疗效分析［J］．现代泌尿外科杂志，2015（6）：383－386．

［34］陈青青，张颐，孟祥凯，等．减少宫颈癌根治术后尿潴留发生方法分析［J］．中国实用妇科与产科杂志，2015，31（2）：156－159．

［35］谢咏，朱瑜苑，管玉涛，等．电刺激联合生物反馈治疗广泛性全子宫切除术后排尿困难临床分析［J］．中国实用妇科与产科杂志，2019，35（11）：1233－1238．

［36］葛永勤，徐丽丽，吕亚，等．髋关节全范围运动预防宫颈癌患者术后下肢淋巴水肿［J］．护理学杂志，2017，31（18）：30－32．

［37］苏伟才，梁雅楠，路虹，等．宫颈癌患者治疗后下肢淋巴水肿的调查分析［J］．中国肿瘤临床与康复，2018，25（11）：1314－1316．

［38］刘云，郑志坚，黄苑芳．宫颈癌术后放射治疗后会阴及下肢淋巴水肿危险因素研究［J］．中国肿瘤临床与康复，2021，28（6）：710－714．

［39］阮利，白雪，伍小莉，等．延续护理对宫颈癌放化疗患者自我效能及并发症的影响［J］．中国肿瘤临床与康复，2017，24（3）：340－343．

［40］张佳佳，张易．宫颈癌术后下肢中度淋巴水肿延迟治疗

的质性研究［J］. 护理研究，2020，34（2）：303 - 306.

［41］罗庆华，张丽娟，刘凤，等. 六步综合消肿法在宫颈癌术后下肢淋巴水肿患者的应用［J］. 护理学杂志，2020，35（23）：32 - 35.

［42］程群，白剑，靳镭. 综合消肿疗法改善妇科恶性肿瘤术后下肢淋巴水肿的效果观察［J］. 中华保健医学杂志，2020，22（5）：473 - 476.

［43］王霞，蔡慧媛，游菁，等. 复合理疗在妇科恶性肿瘤术后下肢淋巴水肿中的应用及效果评价［J］. 中国实用护理杂志，2017，3（31）：2432 - 2435.

［44］刘高明，胡进，刘媛媛，等. 宫颈癌治疗后继发性双下肢淋巴水肿患者的护理［J］. 护理学杂志，22019，34（9）：37 - 39.

［45］朱认真，张开宇，李倩. 宫颈癌术后放疗致下肢淋巴水肿及神经电生理功能的影响及机制分析［J］. 实用癌症杂志，2020，35（11）：1857 - 1860.

［46］毛朝琴，金毕，肖喜玲，等. 手法淋巴引流综合疗法对下肢2期淋巴水肿患者的疗效［J］. 中国康复，2019，34（3）：155 - 158.

［47］王健理，李状，蒋玲玲，等. 妇科恶性肿瘤淋巴结切除术后下肢淋巴水肿的相关因素分析［J］. 临床肿瘤学杂

志，2021，26（7）：602－606.

[48] 常新，沈娇凤，彭启亮，等. 妇科恶性肿瘤治疗后下肢
淋巴水肿危险因素［J］. 中华放射肿瘤学杂志，2017，
26（9）：1038－1044.

[49] DAYAN J H, LY C L, KATARU R P, et al. Lymphed-
ema：Pathogenesis and novel therapies［J］. Annu Rev
Med，2018，29（69）：263－276.

[50] 跃海，胡莹，李秋华，等. 中药内服外治联合淋巴引流
技术治疗中老年恶性肿瘤术后下肢淋巴水肿临床疗效研
究［J］. 实用药物与临床，2017，20（5）：520－523.

[51] 宫晨，熊慧华，张明生，等. 系统性康复训练联合迈之
灵片治疗宫颈癌患者同步放化疗后下肢淋巴水肿［J］.
大连医科大学学报，2018，40（3）：209－212；218.

[52] 刘云，郑志坚，黄苑芳. 宫颈癌术后放射治疗后会阴及
下肢淋巴水肿危险因素研究［J］. 中国肿瘤临床与康复，
2021，28（6）：710－714.

[53] 中国抗癌协会妇科肿瘤专业委员会. 宫颈癌诊断与治疗
指南（第四版）［J］. 中国实用妇科与产科杂志，218，
34（6）：613－622.

（三）化学治疗护理

70. 紫杉醇的不良反应有哪些？

紫杉是一种植物的种类，紫杉醇是一种植物类的抗癌药，最早的紫杉醇是从一种叫红豆杉的植物中提取出来的，随着科技的进步、制药技术的突飞猛进，逐渐由化学全合成到化学半合成，再到细胞培养、内生真菌提取培养及代谢工程生成紫杉醇，紫杉醇是宫颈癌的一线化疗药，在临床使用较广泛，它主要作用于肿瘤细胞的微管蛋白，参与细胞的有丝分裂期，从而使肿瘤细胞停止在 G_2 期和 M 期，直至死亡。主要临床不良反应有：

（1）过敏反应：据报道，紫杉醇过敏反应的发生率约为 39%，在药品过敏反应中算是相当高的发生率了，其中严重过敏反应发生率为 2%，大多数为 I 型变态反应。"过敏反应不是病，过敏起来却要命"，过敏反应处理不及时就可能危及生命，过敏反应症状一般表现为支气管痉挛、喘鸣、瘙痒皮疹、焦虑、低血压等，还可以引起神经、肌肉毒性，表现为外周神经病变，主要是痛、温感觉障碍以及运动神经和自主神经病变、肢端麻木、刺痛感或烧灼感，几乎所有的过敏反应都发生在用药后最初10分钟内，严重的过敏反应常发生在使用紫杉醇后2~3分钟，因此，抢救过敏反应须争分夺秒。使用紫杉醇的患者要提前做预处理，前一天22点和当天6点要给予地塞米松片口服，剂量根据患者身高体重等确定，用药前半小时到1小时还要给予苯海拉明，这些都是为了预防过敏反应的发生，但是用了以后也有可能会发生，不能掉以轻心，初次使用紫杉醇化疗患者，用药前先安置心电监护，用药后前半小时要缓慢滴注，每5~10分钟监测生命体征，专人守护，没有异常后再慢慢调整滴速，整个用药时间要大于3小时。

（2）骨髓抑制：这是大多数化疗药物都会产生的不良反应，主要为剂量限制性毒性，表现为全血细胞减少，白细胞和中性粒细胞减少发生较多，一般发生在用药后1周左右，也有个体差异，有些患者用药后很快出现白细胞减少，有些患者又较长时间才出现白细胞减少。

（3）神经毒性：神经毒性也是紫杉醇很常见的不良反应，研究发现周围神经病变发生率为60%～70%，这是非常高的一个发生率，也是很值得重视的一个不良反应，最常见的表现为轻度四肢麻木和四肢、躯体感觉异常等。化疗相关认知障碍高达75%，也被称为"化疗脑"，化疗结束后还可持续数月。

（4）心血管毒性：患者表现出症状大同小异，也有些表现不是很明显，可表现有低血压，也可表现为无症状的短时间心动过缓，不过肌肉关节疼痛发生率较高，为55%，主要发生于四肢关节，值得临床重点关注，严重者需要及时处理，发生率和严重程度也呈剂量依赖性。

（5）胃肠道反应：一般表现为恶心、呕吐、腹泻等，发生程度一般为轻和中度。轻度可先观察，中度就需要及时处理，主管医生会根据具体情况对症处理、支持治疗，减轻不适症状，提高生活质量。

（6）肝脏毒性：一般为转氨酶升高，其脱发生率为80%。

（7）局部皮肤反应：主要跟药物的刺激性、渗透压和 pH 值有关，在以前中心静脉导管还没有普及的时候主要用留置针和钢针进行紫杉醇化疗，外周血管一般较细、血流速度较中心静脉缓慢，药物在血管内易引起局部外渗而出现皮肤反应，随着科技的进步，现在中心静脉置管逐渐普及，这一类的不良反应基本就没有了，只有在没有中心静脉置管条件的医院才会发生这一类的皮肤反应。

（银忠拉姆）

71. 顺铂的不良反应有哪些？

顺铂为金属铂类络合物，属于周期非特异性抗肿瘤药。具有光谱抗肿瘤功效，是宫颈癌常用的化疗药物，具有放疗增敏作用，常见的临床不良反应有：

（1）肾脏毒性：这是顺铂最主要、最典型的不良反应，一般中到大剂量用药后，会出现轻微、可逆的肾功能障碍，还可能出现少量血尿，也可能出现下肢肿胀和关节痛。多次高剂量和短期内重复用药，会出现不可逆的肾功能损害，严重时肾小管坏死，导致无尿和尿毒症，因此，一般用顺铂化疗的患者要水化尿液，化疗之前会反复给患者强调喝水的重要性，除了鼓励患者多喝水，还要输注一些药物来保护肾功能，以免肾功能损害。

（2）消化道反应：这也是顺铂很顽固的一个不良反应，很多患者使用顺铂化疗之后，都可能出现恶心、呕吐等情况，常在给药后数小时内就发生，最长不超过2天就会出现，它就像一个赶不走的黑色幽灵，时刻伴随在顺铂化疗患者身上，无论用多么昂贵的、先进的止吐药都不能把它彻底消除。顺铂化疗偶可见肝功能障碍、血清转氨酶增加，不过这些症状在停药后是可以慢慢恢复的；顺铂还具有高致吐性，时间长短因人而异。

（3）过敏反应：顺铂发生过敏反应还是相对来说较少的，但是也偶有发生，所以也不能掉以轻心，顺铂化疗患者必须要留陪护一名，多观察巡视患者，鼓励患者大声说出身体的不适感觉和症状，一旦发现血压降低、心率加快、呼吸困难、面部水肿、变态性发热反应等，应立即停药，积极处理。

（4）骨髓抑制：这也是顺铂的"铁杆粉丝伴随者"，一般患者都可能会出现粒细胞、白细胞的下降，还可能会出现血小板的下降及贫血。一般与用药剂量有关，严格掌握好药物使用指南，需多观察、多关心，在平常的相处中发现一些比较隐匿的问题，及时解决。

（5）耳毒性：顺铂可能会影响患者的听力，临床上这类不良反应不是很多见，因此无须紧张，一般可出现耳鸣和高频听力减低，多为可逆性，无须特殊处理。

（6）神经系统：患者可能会出现感觉异常，也有可能出现运动障碍。一般是损伤周围神经，表现为肌痛、运动失调、上下肢感觉异常等；少数患者可能出现大脑功能障碍，亦可出现球后视神经炎、癫痫等。停药后可以慢慢恢复，恢复时间长短因人而异。

（7）其他类型的不良反应：这些不良反应发生率低，很多患者表现不明显，甚至有些患者没有这些表现，如低钙血症、低镁血症、肌肉痉挛、心电图改变、心律失常、心功能不全引起冠状动脉缺血、脑缺血等。无论哪种不良反应，都会给患者带来身体的不适和心理的焦虑，因此，不良反应无论种类、大小都要高度重视，积极处理。

（银忠拉姆）

72. 为什么化疗患者需要安置中心静脉导管？

中心静脉导管是近年来随着肿瘤治疗的发展应运而生的一种临床上常用的静脉化疗的给药方式，是一种有效的、对周围静脉有保护作用的静脉用药方法，避免肿瘤化疗患者因强刺激性、高渗透压和非正常 pH 值药物而产生皮肤及表浅组织的一些不良反应。经中心静脉给药是感染率较低、痛苦较小的一种化疗给药途径，免去了以往通过外周静脉化疗给药带给患者的痛苦，外周血管化疗一旦发生外渗，患者外周血管周围组织肿胀、发红，甚至破溃、感染、坏死，令患者苦不堪言，花费更多的费用，延长住院时间，给患者和家庭带来更加深重的灾难，而中心静脉导管置入后其导管尖端位于上腔静脉的中下 1/3 处，此处血流量大，能迅速降低化疗药物渗透压及浓度，有效保护血管，不会给血管造成致命的伤害，因此，中心静脉置管也是现在常用的化疗给药途径，化疗患者需要安置中心静脉导管。

另外一个原因是肿瘤患者化疗周期较长，宫颈癌患者化疗周期根据患者的肿瘤性质、肿瘤分期、是否手术、有无其他地方转移和浸润、有无其他合并疾病、患者的肝肾功能等方面决定的，一般患者化疗 4～6 周期，按每个周期间隔 21 天算，需要 4 月余，而经外周静脉穿刺的中心静脉导管（简称 PICC）可以保留 1 年，是一个很好的选择，还有手臂输液港、胸壁输液港等也很不错，保留时间更长，而且输液港港体埋在皮下，外表看不出来，不但美观，还不影响洗澡睡觉等，也是一个不错的选择。外周血管化疗时反复穿刺的血管更容易发生渗漏，引起机械性静脉炎，还有化疗药物在外周血中引起化学性静脉炎，中心静脉置管可以完美地避开这些静脉炎，因此是不二选择，也可以避免药物外渗引起组织皮肤坏死的情况，运用中心静脉导管可以减少患者痛苦，节约费用，缩短住院时间，提高其生活质量。

（银忠拉姆）

73. 置入中心静脉导管后，可能出现哪些并发症？

中心静脉导管适应证非常广泛，一般适用于肿瘤化疗、长期输液、肠外营养等，有很多优点，但是世界上没有十全十美的事物，任何东西都有两面性，我们选择时只看相对益处较大的那一部分，但是也不能忽略哪些相对不足的地方，中心静脉导管也存在一些并发症和危险，主要的并发症有：

（1）静脉炎：静脉炎是中心静脉导管最常见的并发症之一，主要与穿刺置管时机械性损伤、药物刺激和患者的特殊体质有关，一旦发生静脉炎要及时处理，遵医嘱如抬高患肢，行热敷或硫酸镁湿热敷，应用阿司匹林、双嘧达莫、地塞米松，外涂喜疗妥、如意金黄散、静脉炎软膏等药物处理，若处理后 2~3 天症状不缓解可以考虑拔管。

（2）导管堵塞：但凡空心的管子都有可能不通，在临床使用中，导管堵塞是中心静脉导管发生率最高的并发症，而且随着时间的延长而增加。它分为两种，一种是血栓堵塞，另一种是非血栓堵塞，血栓堵塞原因可能是肝素封管液浓度不够或者血液反流到导管稀释了肝素浓度，或者是血液反流较多在管腔内形成血凝块，一般在导管末端；非血栓堵塞主要是一些物理因素导致，如导管扭曲打折、药物结晶沉淀、异物颗粒等，主要在导管的体外段，物理因素一般是患者体位不当或用力不均引起，解除扭曲和打折就可以解决堵塞问题。

（3）静脉血栓：这是中心静脉导管患者最常见的也是最闹心的并发症，置管时间越长越容易发生血栓，原因是肿瘤患者血液呈高凝状态，加上置管时血管壁损伤，置管后血管腔变窄，血流速度减慢，化疗药物强刺激性、高渗透压、非正常的 pH 值的刺激，加上患者化疗时间长，每天动辄几小时，甚至10 多个小时的卧床输液、活动减少等，还有些带管患者出院后坐到茶楼打一天麻将血栓就长出来了，久坐等这些都是血栓发生的高危因素，因此，预防静脉血栓是宫颈癌患者特别是化疗期间的患者的重中之重，需要患者多喝水，每天 2 000 mL 以上，还要适度活动，对置管侧肢体避免压迫，不提 3 kg 以上的重物，不干重体力活等。如果患者卧床也可以做踝泵运动预防血栓。对于血栓的预防，不是三言两语就可以说清楚的，首先是基础预防，包括多喝水，适度活动；其次是药物预防，对血栓高危患者进行口服或注射药物预防；最后是机械预防，进行被动和主动活动，如上面提到的踝泵运动，也可以用预防血栓的机器如空气压力治疗仪给患者进行被动运动等。

（4）导管相关性感染：感染包括穿刺点局部感染、隧道感染和导管相关的血流感染。局部感染是指导管穿刺点处红肿硬结、流脓，范围在 2 cm 以内；隧道感染是指感染症状沿导管走向延伸超过 2 cm；导管相关的血流感染定义的标准是有全身感染症状，无其他明显感染来源，患者外周血培养及导管尖端血培养分离出相同的病原体，或导管血培养结果早外周血 2 小时，且病原体相同。导管局部感染的治疗主要是采取理疗（如红光照射）、热敷、加强局部消毒、换药等，必要时口服抗生素，一般无须拔除导管。隧道感染发生后应拔除导管，全身应用抗生素，加强局部处理。患者感染后是否拔除导管应视患者具体情况而定，也不是一蹴而就的。

（5）导管移位：这也是非常常见的一类并发症，主要与血管病变、患者体位不当、用力不均有关。关于导管移位，有些移位的位置是非常不可思议，甚至发生的有些诡异，如某例颈内中心静脉导管尖端移位到颅内血管去了，来了一个大反转，移位明显增加并发症发生率，还可能发生一些特殊的危险，如房心颤动、椎体旁积液等，严重者可危及生命，因此，对此类并发症要引起高度重视。

（6）导管脱出：指导管意外脱掉或移动，甚至掉出血管外，致使不能正常继续使用，主要原因是固定不当，如敷贴太小，胶布黏度不够，粘不牢，患者活动过度、用力过大、胸腔压力改变、多汗潮湿，意外情况，如患者夜间睡着了无意识地自己拔掉等。

（7）导管断裂：导管留置时间长或者超过规定留置时间和导管其他并发症，如堵塞、导管的材质、置管部位的选择不当等，这些都是导管断裂的高危因素。导管断裂分体外部分断裂和体内部分断裂。导管体外部分断裂肉眼可见，有些可进行修复，严重者应拔管；体内部分断裂时要立即处理，首先需加压固定导管，用手指压住导管远端的血管，明确位置，行静脉切开取出导管，导管断裂后移位就需要在有条件的医院行介入手术取出。

（8）导管拔出困难：常见的原因有导管置入时间过长、静脉壁黏附、情绪变化（如紧张害怕）等所导致的血管痉挛、静脉炎、静脉血栓形成、感染、导管部位软组织肿胀等。拔管遇到阻力时，应立即停止，让患者放松身体，安慰患者，不可强行拔管，否则易引起导管断裂。

在使用中心静脉导管的过程中，部分患者还可能出现穿刺点周围皮疹，严重者可能引起周围皮肤感染导致导管相关性感染，应密切观察，及时发现并发症，及早采取适宜的处理方法，尽可能减少患者的痛苦。

读到此时读者的心理一定会存疑"中心静脉导管并发症这么多，为什么还要置管呢？这不是明知

山有虎，偏向虎山行吗？"非也，非也！这些并发症
虽然存在却不一定会发生，但是只要有万分之一的
可能，患者也是需要知晓的，也才能做好充分接受
它的准备，积极预防并发症的发生。

（银忠拉姆）

74. 中心静脉导管日常维护该怎么做？

（1）置管 24 小时后更换敷料，观察局部情况，
保持置管周围皮肤清洁干燥，每周 1～2 次的穿刺部
位换药，并且观察穿刺部位有无红、肿、热、痛等
现象，测量臂围，另外，平时也要观察穿刺侧肢体
有无肿胀，如肢体出现肿胀，应及时测量臂围，并
与对侧肢体及穿刺时臂围相比较看肿胀的程度，及
时行 B 型超声检查排除静脉血栓形成。

（2）每次输液前都要检查导管是否在血管内，
要抽回血，并检查导管有无向外脱出、移位，检查
穿刺点有无异常，做好无菌操作，输液结束后要先
用生理盐水冲掉导管内的药液，再用肝素液进行封

管。如果输液不畅可用负压抽吸，不可暴力推注液体，以防将导管内的血凝块冲入血管，形成栓子引起静脉血栓栓塞症。临床上会出现有些输液不畅抽不出回血，可能是导管尖端附着在血管壁了，可以轻轻地推注一下，一旦导管尖端离开血管壁就可以很轻松地抽出回血了。

（3）导管敷料有打湿、卷边、脱落的立即更换并妥善固定。穿宽松柔软的棉质衣物，穿衣物时先穿置管侧再穿健侧；脱衣物时先脱健侧再脱置管侧，避免压迫穿刺部位，不可抓捏置管部位，多喝水，适度活动，不提重物（3 kg 以上），患肢不用重力，注意个人卫生等。

（银忠拉姆）

75. 宫颈癌患者化疗期间该如何进食？

由于化疗以后引起胃肠道反应，食欲会明显下降，总的来说要少食多餐。在饮食调理方面，要适当补充优质蛋白质，例如鱼、虾、猪瘦肉、鸭肉、鸡肉、鹅肉、牛奶、豆浆等。

脂肪的摄入问题：高脂肪、高胆固醇等油腻的食物可能会影响宫颈癌患者的消化，所以要限制高脂肪和高胆固醇食物的摄入，但是也不能不吃脂肪类食物，一般要求脂肪的摄入量每天在 15 ~ 25 g。

化疗患者补充水分很重要：宫颈癌患者大多使用铂类药物化疗，铂类药物需要水化尿液，保护肾脏。化疗之前需要输注保肝保胃药物，大多数药物包括化疗药物都是通过肝、肾脏两个器官代谢排除，每天补充 2 000 mL 以上的水，可以促进化疗药物代谢产物的排出，极大地保护了肝脏和肾脏。有心脏病等其他合并疾病的宫颈癌患者需遵医嘱补充水分。

碳水化合物的补充：大概为每天总能量的 3/5。适量地吃一些粥、米饭和面条增加机体能量的需求。

适当补充维生素：水果中富含膳食纤维多，多吃水果可以补充水分、果酸，加强胃肠蠕动，减少便秘。水果种类的选择也很重要，化疗患者为了防止恶心、呕吐，会用一些止吐药，这些药物会减慢胃肠蠕动，容易引起便秘，有些水果吃了特别通便，如火龙果、香蕉、梨、苹果、猕猴桃、杏子、李子、杞果等可以适当多吃点，既可以通便，也可以补充维生素和水分。

改变烹饪方式（如蒸、烧、炒、凉拌等，不必局限在各种炖肉），增加食物的色、香、味。饭前少饮汤类，尽可能以固体或半固体食物为主。可以适当用一些开胃食物，如山楂、话梅、酸梅汤等。尽量和家人一起就餐，改善就餐气氛和环境。

（王华）

76. 宫颈癌患者化疗期间为什么要适当多喝水？

宫颈癌化疗时常用的化疗药物是紫杉醇加顺铂，顺铂有肾毒性，使用时需要水化尿液，减轻肾脏毒性，水是万物之源，化疗期间适当多喝水可以加速体内化疗药物代谢产物及毒素的排出，还可以降低恶心、呕吐等不良反应的发生。推荐给患者朋友一本书《水是最好的药》，看了就会知道为什么即使在人体不渴的情况下也要多喝水，况且还是在化疗期间，更应该多喝水了。

化疗期间患者一般都置入了中心静脉导管，需要多喝水预防血栓发生。肿瘤患者的血液呈高凝状态，血管管腔本来就粗细不一，再植入一根细细的导管，管腔就更加狭小，血流更加缓慢，加上置管穿刺时对血管内膜有一定的损伤、化疗药物对血管的刺激等都是引起血栓的高位因素，可能发生血栓，化疗期间适当多喝水可稀释血液、降低血液的黏稠度，加快血管内血液流速，达到降低血栓发生率的目的。

（王华）

77. 宫颈癌患者化疗后出现恶心、呕吐该怎么办？

恶心、呕吐是化疗药物常见的不良反应之一，尤其是宫颈癌患者使用的顺铂类化疗药物，胃肠道反应比较明显，有些患者甚至不能耐受而不得不改变化疗方案。

恶心、呕吐是如何发生的呢？这是机体为了对抗化疗药物的毒性反应而产生的一种自我保护行为，化疗药物通过血管进入全身血液循环，可以直接作用于胃黏膜和肠黏膜，胃黏膜和肠黏膜周围有很多的血管和神经分布，这些血管和神经受到药物刺激产生相关受体，从而引起一系列反应，如迷走神经纤维投射到迷走背核复合体，从而引起呕吐、恶心，表现为一种上腹部不适感和想吐又吐不出的感觉，非常难受。也是胃肠黏膜的血管和神经受到药物刺激引起的，部分患者还可能在恶心时有迷走神经兴奋的症状，如皮肤苍白、湿冷、出冷汗等虚脱表现。呕吐有时什么也吐不出来，有时吐的是胃内容物，严重时呕吐的是小肠内容物。

化疗引起的恶心、呕吐的解决办法有药物治疗、饮食调理、预防性治疗等。

药物治疗：甲氧氯普胺、托烷司琼、昂丹司琼、肾上腺皮质激素等口服、肌内注射或静脉注射治疗。能帮助患者改善恶心、呕吐症状。

饮食调理：选用新鲜的蔬菜（主要是时令蔬菜）、时令水果和清淡、易消化、可口的食物，少吃反季蔬菜水果，避免过饱或空腹过久。以不增加胃肠道负担为目的，尽量少食多餐，可以 2 小时进食 1

次，也可以 1 小时进食 1 次，根据自身情况决定。营养得到吸收能改善患者体质，在一定程度上缓解恶心、呕吐症状。还需要多喝温水，温水能促进人体循环代谢，将残留在患者体内的化疗药物排出，减轻患者不良反应。避免油腻或味道过重的食物。注意适宜的食物温度，避免过热、过冷。

预防性治疗：主要是在患者进行化疗前服用 NK1 受体拮抗剂，目前临床上常用的有阿瑞匹坦、福沙匹坦等。或提前一小时静脉注射 5－羟色胺受体阻断剂，比如昂丹司琼、帕洛诺司琼等药物。口服或肌内注射多巴胺受体拮抗剂，主要是甲氧氯普胺，可以减少化疗药物对胃肠道的作用，从而减少恶心、呕吐症状。

（王华）

78. 什么是骨髓抑制？

骨髓抑制是指骨髓的造血功能受到损害，就像按下了暂停键，骨髓中的血细胞前体的活性下降。

我们人体外周血细胞就像人的生命一样，都有一定的寿命，达到一定的寿命后会出现凋亡，需要骨髓生成血细胞进行不断地补充才能维持血细胞处于稳定状态，所以正常骨髓一直处于造血的工作状态。骨髓抑制就是某些化学药物或放疗使分裂的血细胞前体受损，骨髓细胞受到抑制，由于骨髓细胞受到抑制，就不能产生相应的血细胞，因而常常会导致外周血细胞减少。外周血细胞减少后机体会产生一系列的不适症状和反应，如白细胞减少使患者的抗感染能力减弱，易引起头晕、乏力、感染等，红细胞减少会引起细胞携氧能力降低，产生贫血面貌，机体容易疲劳，甚至晕倒等，血小板减少会引起机体出血或紫癜等。

骨髓抑制的程度跟患者的病情、化疗方案、机体的抵抗力等方面息息相关，一般情况下，使用化疗药物后1周左右粒细胞开始减少，停药1~2周减少到最低水平，在低水平阶段维持几天后再慢慢回升，到3~4周基本恢复正常，这也是一般的化疗周期是3~4周的原因，要等机体恢复到正常再进行下一周期的化疗。血小板降低出现时间稍晚，基本在2

周左右下降到最低值，下降比较迅速，在谷底停留时间较短，只要营养等支持治疗跟上就会迅速回升，达到正常范围。发生了骨髓抑制后如何应对处理也是关键，还要观察全身有无出血情况等。

（王华）

79. 宫颈癌患者注射升白细胞药物后会出现哪些反应？应该怎么办？

临床上，升白细胞药物主要用于肿瘤放化疗后骨髓抑制的患者，有些患者注射升白细胞药物后没有任何反应或反应很轻微，基本不会造成不适症状，但是有部分患者注射升白细胞药物后也可能会出现以下几种情况：

（1）如果患者对升白细胞药物过敏，可能会出现局部红肿、瘙痒等过敏症状。

（2）有些患者可能会出现一些不良反应，比如会出现一些肌肉酸痛的情况。

（3）有部分患者可能还会出现一些腰痛、骨骼疼痛、胸部疼痛等情况，具体反应要看个人情况，因人而异。

进行升白细胞药物治疗之后，可能会由于药物的刺激作用出现一些全身不适反应，最常见的有轻微的发热、肌肉的刺痛、骨痛以及全身的疲乏感，所以注射这类药物之后，一般需要静养休息，避免剧烈的活动。注射升白细胞药物以后，身体的白细胞就会开始异常增殖，在这种情况下，消耗掉的身体养分相对会多一些，需要在饮食上注意，维持均衡膳食，同时在白细胞升高之前，身体的免疫功能低下，还需要注意休息，防寒保暖，预防感冒和一些感染性疾病。

（王华）

80. 宫颈癌患者化疗后会出现脱发吗？脱发了怎么办？

研究发现，化疗有 80% 的概率会导致脱发。化疗药物杀伤的都是增殖非常活跃的细胞，包括正常的毛囊细胞和肿瘤细胞等。肿瘤细胞的生长繁殖是很快的，所以需要化疗药物去杀伤。但是人体有些生长比较活跃的正常细胞，如毛囊细胞等均不可避免地会受到损伤。很多人一个月不理发，头发就长得非常长是因为细胞更新很快。这样一来一旦患者做了化疗后，就极有可能会有脱发的发生。因为生发细胞被放射线、化疗药物攻击后，就会出现损伤，坏死后就发生了脱发情况。但也并不是绝对的，还是要根据使用的药物，比如用靶向药、免疫治疗药物就不会造成脱发的。

如果要预防或减少化疗后脱发，可以选择使用冰帽。在化疗期间使用冰帽，能减轻脱发。另外，有选择的情况下可以选择使用对脱发影响小或无脱发不良反应的化疗药物，或者根据病情选择手术、靶向、免疫等其他非化疗方案治疗。化疗是细胞毒性药物，它会杀掉毛囊细胞导致脱发，这是正常反应。

如果患者发生化疗后脱发，也不必太过紧张焦虑，脱发只是暂时的，头发在化疗结束后会重新慢慢长出来，甚至长得比之前的头发更好，有的还会出现微卷，非常漂亮。如果出现大量的脱发，可以选择把头发剃掉，避免太多头发掉到地上、床上、衣服上，不利于床单位的清洁，也会造成视觉上的不良冲击。可能有人要问，化疗后到底多长时间头发才会再长出来？毛囊一般是在停止化疗后就开始慢慢恢复，长好的话需 3～6 个月。所以化疗后脱发并不可怕，3 个月之后还会再长，而且长起来的头发甚至较之前的更好看。有句话说得好：欲戴皇冠，必承其重。要想彻底治疗肿瘤，就必须经历浴火重生的过程。在脱发期间，患者可以选择戴假发或戴漂亮的帽子，不影响治疗的前提下也不影响美观。如果因为担心脱发而选择不使用化疗药物或不做放疗，会对抗肿瘤治疗带来一定的负面影响，造成肿瘤复发或转移，那就得不偿失了。

（王华）

81. 为什么宫颈癌患者化疗后会出现浑身无力？该怎么办？

患者化疗后出现浑身无力的原因有很多。俗话说：杀敌一千，自损八百。化疗在杀伤肿瘤细胞的同时也会对正常细胞造成损害，对消化系统、心血管系统、呼吸系统、泌尿系统等都有一定影响，大多数患者使用化疗药物后会出现不同程度的恶心、呕吐、食欲减退等现象，反应特别严重的患者几天内基本滴水不进，会直接导致营养摄入不足或者营养不良、热量过低、体力不足而出现乏力、头晕等现象。患者进食减少或不进食还可能会出现低血糖，使病情加重。其次，化疗药物对全身血液系统有明显的损伤。大多数患者会导致骨髓抑制而使血常规下降到正常范围以下，这些都会降低人体免疫功能，也会引起全身乏力等现象。

　　化疗之后出现的浑身无力我们不能听之任之，放任不管，不管是医务人员还是家属都要拼尽全力去找出原因，分析对策。如果是因为胃口不好，吃不下东西或吃了又吐了，就要尽可能地给患者补充一些高蛋白、高维生素、高能量的饮食，少食多餐。如果患者不能够经口进食，可以通过静脉补充适当的营养，将人体必需的氨基酸、蛋白质等营养成分通过静脉补充，满足身体对于营养物质的需求，缓解乏力的状态；如果是因为骨髓抑制造成的乏力就要给予相应的药物来提升血细胞到正常范围。另外，患者化疗后身体虚弱，需要卧床休息，保证充足的睡眠，养精蓄锐，禁止探视，避免剧烈活动，家属尽量时刻陪伴在其左右，可以聊聊天，听听音乐，让其身体舒适、心情愉悦，这样可以减轻其浑身无力症状。

（王华）

82. 宫颈癌患者化疗后出现便秘、排便困难怎么办?

化疗后出现便秘的原因是：为了防止或治疗化疗药物引起的恶心、呕吐，会给患者使用止吐药，如甲氧氯普胺，止吐药会引起胃肠蠕动减慢，同时一些化疗药物也可减弱胃肠蠕动，使大便在肠道内停留时间过长，水分被重吸收或饮水减少引起大便干结，排出困难；另外，患者化疗期间使用的化疗药物和一些保肝保胃药大都是静脉滴注，静脉滴注就需要患者卧床治疗，一般化疗药物输注时间也不能太快，还有一些辅助液体，如补充维生素 B_6、维生素 C、钾等输液时间更长，可能大半天都在床上躺起，所以下床活动受到限制，加上止吐药的应用减缓胃肠蠕动，非常容易引起便秘和排便困难。

便秘不仅导致患者出现躯体的不适，还会引起心理上的一系列痛苦，如焦虑、烦躁等问题，大便干结、便秘发生时如果患者使劲、用力，大便就容易引起肛裂。肿瘤患者大多数免疫功能低下，一旦出现肛裂则易引起肛周疼痛、出血、感染，严重者细菌可从局部破损处进入血液循环从而导致菌血症的发生，进一步影响化疗的顺利进行，延误治疗，因此，便秘看似是个小问题，其实对患者及其治疗影响却很大，需积极处理。

化疗后出现便秘、排便困难怎么办呢?

（1）发生便秘应该及时告知主管医生和主管护士，针对便秘的时间长短、便秘的性质、化疗的方案和其他症状积极处理，可以服用一些通便的药物，如麻仁丸、乳果糖等，也可以使用开塞露、肥皂水灌肠通便，切不可隐瞒病情自行处理或不处理，否则会给身体和心理带来不可预见的伤害，影响后期治疗和康复。

（2）发生便秘还需要多饮水软化大便，每天饮水量在 2 000 mL 以上，增加肠道内水分，加速化疗药物排泄。如果觉得白开水喝不下或不好喝，可以喝绿茶、红茶、白茶、花茶、普洱茶、果汁等。

（3）多活动：依据患者具体情况，能下床的可以在病房里面和病区内或者在家属陪同下在医院内散步活动；不能下床的可以在床上做被动活动或者主动活动，促进血液循环和肌肉运动。被动活动是家属帮患者活动，如捏腿、捏手、捏脚，按摩肩背部、腹部，按摩腹部时顺时针按摩，可帮助排便；主动活动包括自己抬腿抬手臂、屈髋屈膝、伸髋伸膝、踝关节活动等，还可以进行缩肛、提肛等盆底肌锻炼，增强排便能力。

（4）饮食上要注意多吃粗纤维食物，如韭菜、芹菜、金针菇等，少吃精细的米面食品，每天一定要吃 250 g 左右的新鲜水果和蔬菜，多吃时令蔬菜，可适当多吃火龙果、猕猴桃、香蕉等以促进大便排除，减轻便秘，另外蜂蜜对便秘也有帮助，可适当喝蜂蜜水来帮助通便。

（5）在专业营养师指导下可以增加高纤维食物，吃高纤维食物同时多饮水能软化大便。高纤维食物包括燕麦、全麦粉、玉米、高粱、黑豆、绿豆、黄豆等食物。

（6）避免进食辛辣刺激性食物，不吃油炸食品，如油条、糖油果子，不吃火锅、串串香、烧烤和其他高脂肪类食物；不要饮用咖啡，不饮含咖啡因的茶，不喝碳酸饮料，如可口可乐和雪碧，不饮酒，包括啤酒、白酒和红酒、酒精类饮料等。

（7）养成定时排便的习惯，提供舒适的排便环境，保持良好的大便习惯，排便时不看手机、电视、报纸和书刊等。也不能在厕所蹲太久，容易引起痔疮，一有便意马上去厕所，不要耽误，否则时间过了又解不出来。每天早晨起来喝杯温开水，也可帮助通便。

（8）化疗前利用健康宣教手册、一对一健康教育、视频、音频、公众号等方式了解疾病及其化疗方案、便秘等化疗不良反应等知识，了解化疗目的及便秘产生的原因、危害、预防与治疗措施等，减轻因对疾病与治疗错误认知、对疾病不确定感等导致的负面情绪，做到心中有数，遇事才不会惊慌恐惧，所谓"知己知彼，百战不殆"。

（王黎）

83. 宫颈癌患者化疗后出现食欲减退、厌食怎么办?

有患者问:化疗后有没有人没有任何的不良反应?答案是:没有。化学药物是由很多结构复杂、机制复杂的分子组成的对细胞有毒性作用的药物,因此,很多患者在化疗后会出现一系列的不良反应,比如食欲减退、恶心、呕吐等。宫颈癌患者化疗后食欲不好怎么办呢?患者家属又该如何护理患者?患者化疗后食欲不好除了通过药物调理外,还可以利用饮食来调节。

(1)如果患者一直卧床不起来活动,食物得不得充分地消化吸收,一直潴留在胃肠道,那患者肯定没得食欲,就是正常人吃了饭躺在床上不活动也不想吃饭,何况是化疗后的患者呢?因此,适度活动对食欲减退的患者来说是非常重要的,如果能够起床活动的,在进餐前可以让患者先做适量运动,适量的运动会促进人体的新陈代谢,促进胃肠道蠕动,提高食欲。还可以少量食用开胃食品或开胃小菜,如乌梅、果丹皮、山楂片、凉拌海带、凉拌萝卜干等,吃一点点开胃食品或开胃小菜也可以帮助提高患者的食欲，然后再进食主食。

（2）一般患者得知自己患宫颈癌后本来就想得多，加上化疗后出现的一系列不良反应和不适感觉，往往产生一些忧伤、焦虑、恐惧的心理，担心自己生病了别人说闲话，丈夫嫌弃，子女不管自己，又怕花钱，因此产生厌食、不想吃饭的现象。这个时候家属要多开导患者，理解患者，给患者安排好一日三餐，让患者有安全感，才能放松心情，心情舒畅了，才想吃饭；另外，进餐的环境也是有讲究的，如果周围嘈杂、脏乱、臭气熏天，患者也没食欲，因此，要尽量保持进餐环境清洁舒适。

（3）除了让患者吃东西和准备好吃东西的环境外，患者吃什么也很重要，宫颈癌患者在化疗后尽量食用高热量、高蛋白并且可口的饭菜，如鱼、虾、豆腐、牛奶、酸奶等，在做法上不要味道太清淡，否则患者也吃不下，可以加点酱油、蚝油、醋、鸡精等提味并且少吃多餐。以不让患者的胃有饱胀感为宜，因为癌症患者胃肠功能差，吃得过饱不易于消化，最终就又感觉没有食欲。

（4）对于照顾患者的家属来说，让化疗后患者吃东西绝对是一项大工程，首先要保证患者吃得下，还要保证吃了后能被消化吸收不吐出来，因此，吃东西对于他们来说不亚于一场没有硝烟的战争，只是面对的敌人是化疗后的食欲减退和厌食，临床上经常有家属给医务人员抱怨"我辛辛苦苦花了那么多钱，买了那么多好吃的，又辛辛苦苦地做出来就吃了两口，最后还吐出来了"。因此，照顾化疗后食欲减退和厌食的患者，除了烹饪的方式方法，注重色、香、味的调配外，吃的时机也很重要，每个患者的时机因有明显的个体差异而有所不同。

（5）最后要亮出一个调理患者化疗后出现食欲减退、厌食的"撒手锏"，家属可以准备好热水，让患者在睡觉前用热水泡脚，促进血液循环，同时饮用一杯热牛奶，用以促进睡眠，每天保证充足的、高质量的睡眠，提高机体及胃肠道系统的免疫力，保证患者食欲越来越好。

（王黎）

84. 为什么有的宫颈癌患者化疗后会出现皮疹？出现皮疹后应该怎么办？

部分宫颈癌患者在化疗后，整体不良反应明显，同时还会出现明显的延迟反应。除此之外，还会造成皮疹、脱发、色素沉着等。皮疹虽作为化疗患者的常见并发症，但也不容小觑，严重时将会使患者生命受到威胁。化疗后患者皮疹类型主要包含痤疮样皮疹、麻疹样皮疹、皮炎、红斑型皮疹等多种情况。

首先介绍一下化疗后皮疹类型：

（1）痤疮样皮疹：此种药物性皮疹一般发生于患者的胸背部、面部等，一般情况下，出现原因与表皮生长因子抑制剂有关。大量临床试验显示受体抑制剂与化疗药物联合应用抗癌效果良好，已成为目前抗癌的主要药物。研究发现，痤疮样皮疹发生率在30%以上。患者出现痤疮样皮疹的主要治疗措施包括口服抗生素、外用酮康唑乳膏等。

（2）麻疹样皮疹：一般情况下，麻疹样皮疹的临床特征为斑疹、丘疹，颜色为红色，形状为米粒大小。对于患者来说，应用多种化疗药物将会出现麻疹样丘疹，如吉西他滨、克拉屈滨等。对于此种皮疹类型，一般儿童最为常见，临床表现为阿糖胞苷的过敏反应，临床特征为结膜炎、关节痛等。

（3）剥脱性皮炎：对于患者来说，如果出现剥脱性皮炎，一般表现为全身皮肤肿胀并出现潮红等不良情况。患者皮肤褶皱处容易出现皮肤糜烂、渗液等，需要配合主管医生积极处理。

出现皮疹后应该怎么办呢？

（1）保护性隔离：对于出现全身大面积皮疹且又破损的患者，应加强破损处皮肤的消毒，破损面积大的消毒后尽量使其暴露，防止继发感染。最好住单间，如没有住单间的条件，同病房的不要有其他感染疾病或传染病，如乙肝、结核等，并做好床单位之间的隔离，做好病房内的清洁消毒，对病房内的物品、地面都要用消毒液擦拭，每天空气消毒2次。

（2）皮肤护理：病房温度不宜过高，将温度控制在 18～22℃，湿度控制在 50%～60%。避免使用含有香精等刺激物的各种乳液。建议患者要每天洗澡，换干净、柔软的棉质内衣，大小便后建议使用婴儿湿纸巾擦拭肛门和尿道口，不可用力太大。除了化疗药物培美曲塞，通常不推荐预防性地使用皮质类固醇类药物来预防或减少化疗引起的药物性皮疹。避免患处皮肤受压、摩擦，及时清理脱落的皮屑及皮痂。如果皮肤出现糜烂，应使用生理盐水进行清洗，并遵医嘱用药，避免出现感染。

（3）预防性护理：为避免患者出现无意识抓挠皮肤的情况，如在睡梦中或睡得迷迷糊糊的时候皮肤发痒而去搔抓，家属要定期给患者修剪指甲，或者入睡前应戴上手套；为了避免因皮肤干燥而引起皮疹的发生，可适当使用婴儿润肤油涂抹干燥皮肤；洗澡水温度不宜过高，否则会加重皮疹症状。

（4）心理护理：帮助患者积极应对，介绍皮疹治疗成功的案例，请成功案例的患者讲解可能更有效，患者之间同病相怜，更能引起共鸣，更能增加信任感，帮助患者增强战胜疾病的信心。

（5）饮食护理：患者出现皮疹后尤其要注意饮食清淡，多吃白水煮菜加主食，在烹饪时少放盐、辣椒、胡椒、孜然等，避免辛辣刺激食物及油腻食物对皮疹造成刺激，加重皮疹症状，引起瘙痒不适。

另外，加强患者营养还有利于提高患者的抵抗力，加快皮疹的康复。

（6）健康教育：禁止挤压或刮丘疹，如皮肤干燥或裂开可涂抹不含酒精的婴儿润肤露或婴儿润肤油；勤剪指甲，不戴金属首饰，如戒指、耳环、项链等，防止划伤皮肤，如划伤皮肤应立即用消毒液消毒，在主管医生的专业指导下用药，慎用、禁用与本次皮疹发生相关或疑似相关的药物。

（王黎）

85. 宫颈癌患者化疗间歇期如何安排日常活动？

化疗周期时间一般间隔 21 天，上一个周期化疗结束后大多数患者是回家康复、休养，等待下一个化疗周期的到来，也有些方案的化疗患者住院等待下一个化疗周期，在两个化疗周期之间的时间就是化疗间歇期，在这期间身体状况恢复得好坏、各项检测指标是否正常等将直接影响到下一化疗周期的正常进行，因此，化疗间歇期间也不能放松管理，应遵循以下注意事项：

（1）规律作息。每天早睡晚起，保证 8 个小时以上的充足睡眠时间，千万不要熬夜，保证充足的睡眠和良好的精力，以利于体力和精力的恢复。

（2）学会给自己减压。精神紧张和压力太大等负面心理因素会降低机体免疫力，所以化疗间歇期要保持心情舒畅，多与朋友聊天等，既增进了感情，又愉悦了心情。

（3）除了好好睡觉、心情愉悦外，还要好好吃饭，俗话说：人是铁，饭是钢。不补充充足的营养，怎么修复那些受到化疗药物攻击的正常组织和细胞呢？众所周知，大多数患者化疗后会产生骨髓抑制，血细胞的值下降到正常范围，就算我们打了刺激骨髓生血细胞的各种药物，如果不补充充足的造血原料，血细胞也不会很快生长到正常范围，血细胞生成的原料主要是优质的蛋白质，化疗间歇期间适宜补充高蛋白饮食，每天保证早上一个鸡蛋，一杯牛奶，一个馒头或面包，一个新鲜水果或者一份新鲜蔬菜，中午和晚上都要吃含蛋白质丰富的虾、鱼、猪肉、牛肉、羊肉、鸡肉、鸭肉、鹅肉等，每天换着花样吃，加餐可以喝一杯牛奶或者豆浆，也可增加蛋白质含量。化疗后身体抵抗力弱，吸烟容易诱发呼吸道感染，所以一定要戒烟。同时，不要去人多和空气污浊的密闭场所，避免吸入二手烟。饮酒会损伤口腔、咽喉、食管部位的黏膜，并可造成肝功能异常，从而使残存在体内的化疗药物不能及时降解和清除，所以化疗间歇期间不可饮酒。

（4）适当锻炼，增强体质。可以根据病情及自我感觉，做一些适宜的体育锻炼，适量、适度、循序渐进，活动度以自我感觉到不疲劳为宜，如散步、唱歌、下象棋、看报、读书等，也可到户外中心、湿地公园去感受一下大自然的乐趣；让家人陪着去近郊旅游、购物、买菜等享受爱情和亲情，适宜的活动可以降低焦虑、抑郁心理，改善心情，提高机体免疫力，增强体质。

（5）日常生活活动。鼓励患者自己打理自己的生活，吃饭、睡觉、沐浴、更衣、上厕所、平地行走、小区散步、上下楼梯等日常生活都是很好的锻炼。还应鼓励患者加入抗癌协会的一些沙龙，里面都是一些康复后癌症患者，可以从他们那里得到很多正能量。

（6）卧床患者可以做被动锻炼和主动锻炼，被动锻炼如家属按摩患者四肢、按摩腹部、捏捏背、捶捶腿，主动锻炼包括患者自己进行四肢的伸缩和抬高运动、活动踝关节、屈髋、翻身、俯卧撑、平板支撑等。总之，做这些主动和被动锻炼也要以不感到疲劳为宜，如有任何不适，立即停止锻炼。其次，还可以做一些娱乐休闲活动，如躺在床上听音乐、追剧、看电影等，将注意力从疾病和化疗情景中转移开，这样有助于改善症状，提高生活质量，减少心身疾病。

（戚莉勤）

86. 宫颈癌患者在化疗期间能喝中药吗？

输注化疗药物期间建议暂不服用中药，化疗间歇期可以遵医嘱服用一些调理胃肠道的中药。临床上会有很多患者问医护人员，在化疗期间可以喝中药吗？化疗期间喝中药会不会影响化疗效果？中医学认为，化疗引起的消化道不良反应是一组综合征，其中呕吐、腹泻、恶心、腹胀属于痞证的表现，而乏力、纳呆、消瘦、自汗则属于脾虚的范畴。虽然我们祖国的中医药博大精深，源远流长，有些患者甚至认为中药包治百病，但是我们化疗是纯西医治疗，在没有主管医生许可的情况下一般不建议患者自行服用抗癌中药，如果患者想服用中药，那建议每位患者根据自身体质和病情前往正规医院，通过专业医生制订出最适合个人体质和病情的处方服药，切忌自己按照别人的经验或者网上的搜索结果自行服用与其他人相同的中药，以免延误或加重病情，耽误治疗，影响治疗效果。

（戚莉勤）

87. 宫颈癌患者怎么做才能早日回归家庭？

癌症在治疗得以控制后，是可以回归正常生活的。那宫颈癌患者在治疗后应该怎样回归正常生活呢，又有哪些注意事项呢？

（1）保持心态平和，积极配合医生治疗，遵医嘱、护嘱，不要觉得老天不公平。整天抱怨命运不济，为什么自己会得癌症，既然已经是不可改变的事实，只有积极面对才能解决问题，也不要时刻把自己当作一个患者，处处为难家人和朋友，好像大家都该来对自己好，要进行正常的生活，该上班就上班，该休息就休息，适当锻炼，增强免疫力，保持良好的心态和信念，豁达开朗，多和周围的人交流，就会发现生命中的很多小美好，也许会收获意外的惊喜呢。

（2）定期复查。虽然癌症病情经治疗后得以控制，但癌症都存在复发的风险，所以在治疗后要多和主治医生沟通，有任何不适症状或异常症状要及时到医院检查，时常关注自己身体状况，才是对自己负责任的表现，也是对家庭负责任的表现。按照主管医生的指导定期到医院进行复查，及时了解身体恢复情况及后期需要注意的事项。

（3）保持健康生活方式。每天保证充足的睡眠，每天保证8小时睡眠，保持饮食的规律和健康，少食多餐。一句话，勿熬夜、勿饮酒、勿抽烟、勿吃外卖、勿吃烤串、勿吃路边摊，远离致癌因素，做一个"六勿"新人。

（4）在饮食上保证足够营养摄入，民以食为天，食以菌为先，多吃各种菌类，如香菇、蘑菇、羊肚菌、牛肝菌等，菌类中富含氨基酸和各种营养素，还可以提高身体免疫力，保证身体健康的一个重要前提是保证机体正常营养供给，合理调理饮食，做到蛋白质、脂肪、碳水化合物、维生素、微量元素等营养均衡。

（5）家是温暖的港湾，对于癌症患者，家人的支持和关爱是必不可少的，尤其是配偶和子女，经常和患者谈心、交心，增进感情，对其不抛弃、不放弃，始终作为家庭的一员参与家庭事务的讨论和安排，逐渐恢复到生病前的生活模式。

（戚莉勤）

参考文献：

[1] 曹静，王秀丽. 紫杉醇诱发神经病理性疼痛和认知功能损伤的相关机制 [J]. 国际麻醉学与复苏杂志，2022，43（1）：77－81.

[2] 郑春辉，王凤，陈强谱. 经外周穿刺置入中心静脉导管

的并发症及防治 [J]. 中华护理杂志, 2004, 39 (9): 700 - 702.

[3] 王晓翠. 恶性肿瘤患者化疗间歇期的健康教育 [J]. 医学理论与实践, 2007, 20 (2): 222 - 223.

[4] 贾玫, 杨倩宇. 化疗期间可以服用中药吗? [J]. 中医健康养生, 2017, (11): 54.

[5] 褚晓娜. 肿瘤护理计划在癌症病人靶向治疗中的应用效果评价 [J]. 中国保健营养, 2021, 31 (30): 133.

[6] 杨英, 张体新, 林丽, 等. 肿瘤护理计划在癌症病人靶向治疗中的应用效果评价 [J]. 护理研究, 2013, 27 (35): 4026 - 4028.

[7] 俞素芬, 王懿娜, 章梅云. 卡瑞利珠单抗联合甲磺酸阿帕替尼致手足综合征的预防及护理 [J]. 护理与康复, 2022, 21 (1): 68 - 70.

[8] 顾飞琴. 4例肺癌免疫相关性反应的护理 [J]. 饮食保健, 2021, (39): 138 - 139.

四、宫颈癌的预防

88. 宫颈癌可以预防吗？

宫颈癌是可以预防的。宫颈癌是目前病因明确的恶性肿瘤，主要是由高危型 HPV 持续感染引起，它的发病机制决定了对其可实现"早发现、早干预、早治疗"，是可通过三级预防措施予以消除的恶性肿瘤。

什么是三级预防呢？首先，一级预防主要是对病因进行预防，可以选择注射宫颈癌疫苗，目的是预防癌症的发生；其次，二级预防主要是指在临床前的预防措施，对宫颈癌常规筛查以及处理，防止病情出现进一步的蔓延；最后，就是三级预防，主要是临床治疗，目的是防止病情出现恶化。从持续感染 HPV 发展成宫颈癌需数十年之久，且中间还会经历癌前阶段。因此，宫颈癌的早期发现、早期干预可以明显降低宫颈癌的发病率和病死率。

（王静）

89. 什么是HPV？

HPV就是人乳头瘤病毒，是一种球形DNA病毒，目前已知的HPV类型有200多种亚型，按照致病性可分为高危型和低危型两大类。高危型HPV持续感染可引起宫颈、阴道、外阴、肛门、阴茎、口腔、咽喉等部位的癌前病变，病变可最终发展为恶性肿瘤；低危型HPV感染可引起皮肤疣、尖锐湿疣和复发性呼吸道乳头瘤等疾病。人是HPV唯一的自然宿主，不仅女性会感染，男性同样也会感染HPV。

HPV主要有三条传播途径：

（1）性行为传播：也是主要传播途径，同性或异性性行为中的黏膜接触均可造成感染。

（2）母婴传播：常见于生殖道感染，感染HPV的母亲在分娩过程中传播给新生儿。

（3）皮肤黏膜接触：除子宫颈外，HPV也可感染身体其他部位，如口腔、咽喉、皮肤和肛门等，并诱发相应部位的肿瘤。

（王静）

90. HPV 疫苗有几种？

目前我国批准应用的疫苗有四种：国产二价及进口二价、四价、九价疫苗，它们都有自己专属技能，对 HPV 打击是有针对性的，针对 HPV 16、18 型的二价疫苗，HPV 16、18 型是导致宫颈癌的主要元凶；针对 HPV 6、11、16、18 型的四价疫苗，四价疫苗除了可预防宫颈癌外，还可预防尖锐湿疣；针对 HPV 6、11、16、18、31、33、45、52、58 型的九价疫苗。目前九价疫苗是针对 HPV 亚型种类最多的，对 HPV 相关疾病的预防效果最好。虽然九价疫苗预防效果最好，但是目前九价疫苗供不应求，很难预约，就当前环境下对于绝大多数人来说二价或者四价疫苗已足够，可以不必为了等待九价疫苗而延长疫苗接种的时间。预防性 HPV 疫苗的接种后不良反应与流感疫苗、乙肝疫苗等类似，目前报道大部分接种对象没有或仅有轻微的不良反应，严重的局部或全身不良反应很少发生。

（王静）

91. 哪些人适合接种 HPV 疫苗？怎么接种 HPV 疫苗？

HPV 疫苗在我国属于非免疫规划疫苗（第二类疫苗），接种单位应遵照《疫苗流通和预防接种管理条例》和《预防接种工作规范》的要求，按照疫苗说明书规定和"知情同意、自愿自费"的原则，科学告知家长或受种者后，为受种者及时提供疫苗接种。

世界卫生组织建议，女性年龄到达 9 岁便可以接种 HPV 疫苗，HPV 疫苗对无性活动的女性接种效果更佳，接种 HPV 疫苗年龄越早越好。优先推荐 9～26 岁女性接种 HPV 疫苗，特别是 17 岁之前接种效果更好，换言之，初中、高中、大学阶段是接种 HPV 疫苗的最佳时期。在我国，宫颈癌疫苗的接种对象为 9～45 岁女性，成年男性也可以接种 HPV 疫苗。预防 HPV 的感染，性伴侣双方都需要接种 HPV 疫苗，研究发现，性伴侣感染同型 HPV 的发生率接近 25%，若性伴侣双方均存在 HPV 感染，同房会引起反复的交叉感染，影响 HPV 转阴，增加癌变风险。男性接种 HPV 疫苗不仅能够预防自身 HPV 感染，减少生殖器癌、口腔癌的发生，还能够保护女性，避免同房过程中的反复交叉感染。如何接种 HPV 疫苗详解如下：

二价适用于 9～45 岁的女性，推荐于 0、1 和 6 个月分别接种 1 剂次，共接种 3 剂，每剂 0.5 mL。根据国外研究数据，第 2 剂可在第 1 剂后 1～2.5 个月接种，第 3 剂可在第 1 剂后 5～12 个月接种。尚未确定本品是否需要加强免疫肌内注射，首选接种部位为上臂三角肌。对二价疫苗中任一活性成分或辅料严重过敏者，不应再次接种本品。

四价适用于 20～45 岁女性，本品推荐于 0、2 和 6 个月分别接种 1 剂次，共接种 3 剂，每剂 0.5 mL。首剂与第 2 剂的接种间隔至少为 1 个月，第 2 剂与第 3 剂的接种间隔至少为 3 个月，所有 3 剂应在一年内完成。尚未确定本品是否需要加强免疫肌内注射，首选接种部位为上臂三角肌。对疫苗的活性成分或任何辅料成分有过敏反应者禁用。注射本品后有过敏反应者，不应再次接种本品。

九价适用于 16～26 岁女性的预防接种，按照 0、2、6 个月的免疫程序接种 3 剂，每剂 0.5 mL。根据临床研究数据，首剂与第 2 剂的接种间隔至少为 1 个月，而第 2 剂与第 3 剂的接种间隔至少为 3 个月，所有 3 剂应在一年内完成。尚未确定本品是否需要加强免疫肌内注射，首选接种部位为上臂三角肌。对本品或四价 HPV 疫苗的活性成分或任何辅料成分有过敏反应者禁用。注射本品或四价 HPV 疫苗后有过敏反应症状者，不应再次接种本品。个别敏感体质或过敏体质应在专业医生咨询指导下决定是否接种疫苗。

（王静）

92. 接种 HPV 疫苗后还需要定期行妇科体检吗？

HPV 疫苗并不是万能的，不能 100% 防范所有高危型 HPV 感染，所以即使接种了疫苗仍然要定期进行妇科体检。

（王静）

93. 什么是宫颈癌前病变？宫颈癌前病变需要治疗吗？

宫颈癌前病变是指在各种因素共同影响下，位于宫颈部位的正常细胞变成了非癌细胞的异常细胞。宫颈鳞状上皮内病变宫颈可分为两类，宫颈低级别鳞状上皮内病变和宫颈高级别鳞状上皮内病变。宫颈低级别鳞状上皮内病变大部分可自然消退，但也可能进展成为高级别鳞状上皮内病变，而宫颈高级别鳞状上皮内病变具有癌变的潜能，俗称癌前病变。所以宫颈低级别鳞状上皮内病变需要随诊观察，暂时无须治疗；而宫颈高级别鳞状上皮内病变则需根据患者实际情况进行相应治疗。

（王静）

94. 宫颈癌前病变怎么治疗？

宫颈癌前病变治疗方法包括消融性治疗和切除性治疗。消融性治疗包括冷冻、激光、电凝、冷凝等；切除性治疗包括利普刀（LEEP）或大环电切术

（LLETZ）、激光锥切术等。宫颈癌前病变应根据患者年龄、生育要求、随诊条件、医疗资源、阴道镜图像特点及治疗者的经验等决定，治疗应遵循个性化的原则并征得患者的知情同意。切除性治疗对未来产生不良影响的风险高于消融性治疗，应遵循适应证选择最佳的治疗方式。即便全部去除病灶，未来依然存在病变复发或进展为恶性肿瘤的可能，并且多发生于术后 3 年内，故治疗后的病变也应长期随诊。

（王静）

95. 宫颈癌的发生与哪些因素有关？

宫颈癌的发生原因很多，也很复杂，可以是单因素致病，也可能是多种致病因素联合引起，目前已知与宫颈癌发生有关的因素有：

（1）病毒感染：持续高危型 HPV 感染。

（2）多个性伴侣（≥2 个性伴侣），性伴侣包皮过长或包茎，初次性生活时年龄过小、多次受孕生产、流产次数过多等。

（3）慢性宫颈疾病包括慢性宫颈炎、宫颈糜烂、宫颈息肉、宫颈湿疣、产后宫颈裂伤等，这些都是宫颈癌的高危因素。

（4）个人卫生差，不注意生殖道清洁，同房后没有进行阴道清洗。

（5）营养不良，吸烟，免疫功能低下等。

（6）口服避孕药：口服避孕药与侵袭性的宫颈癌有着密切的关系，服用避孕药后发生侵袭性宫颈癌的危险与服药时间延长有关。

（7）遗传易感因素，一级亲属中有恶性肿瘤史。

（王静）

96. 哪些生活习惯可以导致宫颈癌的发生？

俗话说：性格决定命运，生活习惯的好坏决定身体健康的程度。"冰冻三尺非一日之寒"，好的习惯使人终身受益，而坏的习惯让人后悔莫及，甚至导致患者英年早逝，以下这些坏习惯就可能导致宫颈癌的发生：

（1）性生活混乱：没有固定性伴侣、高危性行为（与 HIV 感染者或者特殊服务从业者发生性行为）、过早进行性生活，均有可能导宫颈癌的发生。应该保持健康、规律、良好的性生活，不仅可以保持内分泌水平稳定，还对疾病有预防作用。

（2）过度节食：一段时间流行以瘦为美，有些女性为了追求苗条身材过度节食，长时间减少营养物质的摄入，会导致人体抵抗力下降，会导致高危型 HPV 病毒的感染，增加患病概率。现在虽然不推崇以胖为美，但是健康的才是美丽的，谁会喜欢一个病秧子呢。

（3）不讲卫生：一些女性不注意私密部位清洁或者过度清洁，导致阴道内大量细菌滋生，从而引起一些妇科疾病持续存在，进而增加了宫颈癌患病率。和他人共用浴巾、内裤等行为均会增加患病概率。

（4）出现疾病不及时治疗：拖延症，对出现的不适症状视而不见，身体已经出现异常情况，不及时到医院治疗，导致疾病加速发展，错过最佳治疗时机。

（王静）

97. 哪些人需要进行宫颈癌早期筛查？

所有成年女性都应进行宫颈癌筛查，即女性从30岁开始，采用 HPV - DNA 检测进行初筛，每 5 ~ 10 年定期筛查一次；女性 >50 岁，按照推荐筛查间隔定期筛查连续两次，筛查结果阴性即可停止筛查；免疫功能低下的女性（如 HIV 感染）建议从 25 岁开始筛查，缩短筛查间隔，每 3 ~ 5 年定期筛查一次。特殊人群在专业医生的指导下进行有效筛查。

（王静）

98. 宫颈癌早期筛查一般在哪儿做？

宫颈癌早期筛查可以去定点医疗卫生机构，大多数地区进行宫颈癌筛查的医疗机构是当地妇幼保健院，有部分地区是在社区卫生服务中心或者二级以上医疗机构；也可以到专门治肿瘤的肿瘤专科医院进行早期筛查；还有一些社会的防癌筛查体检中心也可进行宫颈癌早期筛查。宫颈癌早期筛查最好

是在月经干净后 3～7 天，检查前一晚不同房，阴道
不塞药，不进行阴道冲洗等。

（王静）

99. 宫颈癌的早期筛查需要做哪些项目？

妇科检查是必需的，查看宫颈形态、黏膜是否
光滑等。目前国内外常用的筛查方法主要有巴氏涂
片法、宫颈涂片细胞学检查、HPV 检测、分子生物
学检测、基因遗传学检测等，但是最新指南推荐使
用 HPV－DNA 作为宫颈癌初筛的首选方法，HPV－
DNA 可检测出高危型 HPV，这些型别导致了几乎所
有宫颈癌，其检测结果准确。

（王静）

100. 宫颈癌的筛查体检报告怎么解读？

目前国内宫颈癌筛查体检报告一般包括细胞学

检测和 HPV 检测两大类，如果细胞学报告上描述未见上皮内病变或恶性细胞，代表正常；如果报告提示上皮内细胞异常，代表结果异常，这种类型报告描述一般包括不典型鳞状细胞、低级别鳞状上皮内病变或者高级别鳞状上皮内病变，这种报告都是异常结果，需要进一步检查或治疗。而 HPV 检测则主要看是否存在 HPV 或者是 HPV 亚型及数量，如果全部显示阴性表示没有 HPV 感染，如果显示阳性则提示有 HPV 感染。医生需要根据细胞学检测和 HPV 检测结果，确定是否需行下一步的阴道镜检查或宫颈活检。

（王静）

参考文献:

［1］中华预防医学会疫苗与免疫分会. 子宫颈癌等人乳头瘤病毒相关疾病免疫预防专家共识（简版）［J］. 中华预防医学杂志, 2019, 53（12）: 1218 – 1235.

［2］王临虹, 赵更力. 中国子宫颈癌综合防控指南［J］. 中国妇幼健康研究, 2018, 29（01）: 1 – 3.

［3］王建东, 赵子怡. HPV 疫苗让女性远离宫颈癌［J］. 医学综述, 2020, 26（24）: 4785 – 4787, 4792.

［4］魏丽惠，沈丹华，赵方辉，等．中国子宫颈癌筛查及异常管理相关问题专家共识（二）［J］．中国妇产科临床杂志，2017，18（03）：286－288．

［5］王颖．宫颈癌发病相关因素的研究分析［J］．实用预防医学，2014，21（3）：345－347．

［6］沈芳玲，殷玉明，夏敏娟，等．海宁市宫颈癌筛查高风险人群评估及流行病学调查［J］．中国计划生育学杂志，2015，23（9）：595－599．

［7］温燕丽，王斌．宫颈癌高危因素及早期筛查研究进展［J］．吉林医学，2018，39（1）：166－169．

［8］胡尚英，赵雪莲，张勇，等．《预防宫颈癌：WHO宫颈癌前病变筛查和治疗指南（第二版）》解读［J］．中华医学杂志，2021，101（34）：2653－2657．

［9］李双，李明珠，从青等．HPV疫苗临床应用中国专家共识［J］．中国妇产科临床杂志，2021，22（02）：192．

［10］李明珠，赵昀，王悦，等．关于《人乳头瘤病毒疫苗临床应用中国专家共识》的解读［J］．中华妇产科杂志，2021，56（9）：660－664．